Samiksha Gupta
Dinesh Kumar Bagga

Inteligência Artificial em Ortodontia

Samiksha Gupta
Dinesh Kumar Bagga

Inteligência Artificial em Ortodontia

ScienciaScripts

Imprint
Any brand names and product names mentioned in this book are subject to trademark, brand or patent protection and are trademarks or registered trademarks of their respective holders. The use of brand names, product names, common names, trade names, product descriptions etc. even without a particular marking in this work is in no way to be construed to mean that such names may be regarded as unrestricted in respect of trademark and brand protection legislation and could thus be used by anyone.

Cover image: www.ingimage.com

This book is a translation from the original published under ISBN 978-620-8-06403-7.

Publisher:
Sciencia Scripts
is a trademark of
Dodo Books Indian Ocean Ltd. and OmniScriptum S.R.L publishing group

120 High Road, East Finchley, London, N2 9ED, United Kingdom
Str. Armeneasca 28/1, office 1, Chisinau MD-2012, Republic of Moldova, Europe
Printed at: see last page
ISBN: 978-620-8-32769-9

ÍNDICE DE CONTEÚDOS

INTRODUÇÃO DA INTELIGÊNCIA ARTIFICIAL EM DENTISTRY

O campo da medicina dentária tem assistido a avanços notáveis nos últimos anos, e uma tecnologia que tem ganho uma atenção significativa é a Inteligência Artificial (IA). A IA refere-se ao desenvolvimento de sistemas informáticos capazes de realizar tarefas que normalmente requerem inteligência humana, como a resolução de problemas, a tomada de decisões e o reconhecimento de padrões. Quando aplicada à medicina dentária, a IA tem o potencial de revolucionar vários aspectos da prática dentária, incluindo o diagnóstico, o planeamento do tratamento, a gestão dos doentes e a monitorização da saúde oral.

A integração da IA na medicina dentária oferece inúmeras vantagens. Uma das principais vantagens é a melhoria da precisão do diagnóstico. Os algoritmos de IA podem analisar imagens dentárias, como radiografias e exames intra-orais, com uma precisão notável, ajudando na deteção de cáries, doenças periodontais e outras condições dentárias. A IA também pode ajudar no planeamento do tratamento, analisando os dados do paciente, como o historial médico e os registos dentários, e fornecendo recomendações de tratamento personalizadas.

Outro domínio em que a IA se revela promissora é no desenvolvimento de modelos preditivos. Ao analisar grandes conjuntos de dados de informação dos pacientes, os algoritmos de IA podem identificar padrões e fazer previsões sobre a progressão da doença, os resultados do tratamento e as potenciais complicações. Isto pode ajudar os dentistas a tomar decisões mais informadas e a desenvolver planos de tratamento individualizados para os seus pacientes.

A IA tem o potencial de racionalizar os fluxos de trabalho dentários e melhorar a eficiência. As tarefas que tradicionalmente exigem trabalho manual e muito tempo, como a introdução de dados, a manutenção de registos e a marcação de consultas, podem ser automatizadas com sistemas de IA. Isto permite que os profissionais de medicina dentária se concentrem mais nos cuidados aos pacientes e passem menos tempo em tarefas administrativas.

Além disso, a IA tem a capacidade de melhorar a gestão e o envolvimento dos pacientes. Os sistemas de chatbot alimentados por IA podem fornecer aos pacientes respostas instantâneas a questões dentárias comuns, dar dicas de higiene oral e marcar consultas. As aplicações e os dispositivos portáteis alimentados por IA também podem permitir que os pacientes monitorizem a sua saúde oral em casa e recebam feedback personalizado, promovendo a prevenção e os cuidados orais proactivos.

Apesar dos seus inúmeros benefícios, a integração da IA na medicina dentária também apresenta alguns desafios. As preocupações com a privacidade e a segurança dos dados têm de ser abordadas para garantir a proteção das informações dos doentes. Além disso, as implicações éticas da IA, como o potencial de enviesamento dos algoritmos ou a responsabilidade pelas decisões tomadas pelos sistemas de IA, exigem uma análise cuidadosa.

Em conclusão, a introdução da IA na medicina dentária é muito promissora para transformar o campo e melhorar os cuidados dos doentes. Com a sua capacidade de melhorar a precisão do diagnóstico, o planeamento do tratamento, a gestão do doente e a monitorização da saúde oral, a IA tem o potencial de revolucionar a prática dentária. No entanto, a implementação cuidadosa, a abordagem de considerações éticas e a garantia da privacidade do paciente são essenciais para a integração bem-sucedida da IA na medicina dentária.

INTELIGÊNCIA ARTIFICIAL NA MEDICINA DENTÁRIA

A Inteligência Artificial (IA) em medicina dentária refere-se à aplicação de técnicas e tecnologias de IA em vários aspectos da prática dentária. Envolve a utilização de algoritmos e sistemas informáticos que podem simular a inteligência humana para realizar tarefas e tomar decisões no domínio da medicina dentária. Eis algumas áreas específicas em que a IA está a ser utilizada na medicina dentária:

1. Diagnóstico e imagiologia: Os algoritmos de IA podem analisar imagens dentárias, como radiografias, tomografias computorizadas de feixe cónico (CBCT) e fotografias intra-orais, para ajudar na deteção de condições e doenças dentárias. A IA pode ajudar a identificar cáries, doenças periodontais, lesões orais e outras anomalias com elevada precisão.

2. Planeamento do tratamento: A IA pode ajudar no planeamento do tratamento através da análise dos dados do paciente, incluindo o historial médico, registos dentários e imagens de diagnóstico. Os algoritmos de IA podem fornecer informações e recomendações para abordagens de tratamento óptimas, tendo em conta factores como o alinhamento dos dentes, a oclusão e a condição específica do paciente.

3. Análise preditiva: Ao analisar grandes conjuntos de dados de informações do paciente, a IA pode desenvolver modelos preditivos para a progressão da doença, resultados do tratamento e potenciais complicações. Estes modelos ajudam os dentistas a tomar decisões informadas e a fornecer planos de tratamento personalizados com base nas caraterísticas individuais dos pacientes e nos factores de risco.

4. Robótica e automatização: Estão a ser desenvolvidos sistemas de robótica e automação orientados para a IA para ajudar nos procedimentos dentários. Estes sistemas podem efetuar tarefas com precisão, como a colocação de implantes dentários ou o tratamento de canais radiculares, reduzindo a margem de erro e melhorando os resultados do tratamento.

5. Assistentes virtuais e chatbots: Os assistentes virtuais e os chatbots alimentados por IA estão a ser utilizados para melhorar o envolvimento dos pacientes e fornecer respostas instantâneas a questões dentárias comuns. Estes sistemas podem oferecer dicas de higiene oral, marcação de consultas e instruções de cuidados pós-tratamento, melhorando a comunicação com o paciente e o acesso à informação.Gestão e análise de dados: A IA pode ser utilizada na gestão e análise de grandes volumes de dados dentários, incluindo registos de pacientes, históricos de tratamentos e dados de investigação. Os algoritmos de IA podem extrair informações valiosas, identificar padrões e gerar relatórios que ajudam na investigação, nas iniciativas de melhoria da qualidade e nos processos de tomada de decisões.

6. Processamento de linguagem natural (PNL): As técnicas de PNL permitem que os sistemas de IA compreendam e processem a linguagem humana. Esta tecnologia é utilizada em sistemas de reconhecimento de voz, permitindo aos dentistas interagir com o software dentário através de comandos de voz, simplificando a documentação e os processos de introdução de dados.

7. Monitorização da saúde oral e dispositivos portáteis: As aplicações baseadas em IA e os dispositivos portáteis podem ajudar os pacientes a monitorizar a sua saúde oral em casa. Estes dispositivos podem monitorizar os hábitos de escovagem, detetar sinais precoces de doenças dentárias e fornecer feedback personalizado para manter a higiene oral.

É importante notar que o campo da IA na medicina dentária está em constante evolução e que estão a ser desenvolvidas novas aplicações e tecnologias. À medida que a investigação e a inovação progridem, a IA tem o potencial de transformar ainda mais o campo da medicina dentária, melhorando a precisão do diagnóstico, os resultados do tratamento e os cuidados gerais do paciente.

INTELIGÊNCIA ARTIFICIAL REDES NEURONAIS

As redes neuronais de Inteligência Artificial (IA) são modelos computacionais inspirados na estrutura e no funcionamento das redes neuronais biológicas do cérebro humano. As redes neuronais são constituídas por nós interligados, denominados neurónios artificiais ou "unidades", que trabalham em conjunto para processar e analisar dados complexos, reconhecer padrões e fazer previsões ou tomar decisões.

O bloco de construção fundamental de uma rede neuronal é o neurónio artificial, também conhecido como "perceptron". Cada neurónio artificial recebe sinais de entrada, aplica-lhes uma transformação matemática e produz um sinal de saída. O sinal de saída pode então ser transmitido a outros neurónios da rede.

As redes neuronais estão normalmente organizadas em camadas, sendo cada camada constituída por vários neurónios. Os três principais tipos de camadas de uma rede neural são:

1. Camada de entrada: A camada de entrada recebe os dados ou caraterísticas iniciais a serem processados pela rede. Cada neurónio da camada de entrada corresponde a uma caraterística de entrada específica e os neurónios limitam-se a passar os valores de entrada para a camada seguinte.

2. Camadas ocultas: As camadas ocultas estão localizadas entre as camadas de entrada e de saída e são responsáveis pelo processamento dos dados de entrada. Cada neurónio de uma camada oculta recebe entradas da camada anterior, aplica uma transformação matemática (função de ativação) às entradas e produz uma saída. Podem existir várias camadas ocultas numa rede neuronal, o que permite cálculos complexos e a extração de caraterísticas.

3. Camada de saída: A camada de saída produz os resultados finais ou as previsões da rede neuronal. O número de neurónios na camada de saída depende do problema específico que está a ser resolvido. Por exemplo, numa tarefa de classificação, cada neurónio da camada de saída pode representar uma classe diferente, e o neurónio com o valor de ativação mais elevado indica a classe prevista.

Durante a fase de treino, as redes neuronais aprendem a ajustar as ligações (pesos) entre os neurónios para otimizar o seu desempenho. Normalmente, isso é feito por meio de um processo chamado retropropagação, em que a saída da rede é comparada com a saída desejada, e o erro é usado para atualizar os pesos. O objetivo do treinamento é minimizar o erro e melhorar a capacidade da rede de generalizar e fazer previsões precisas sobre dados novos e não vistos.

As redes neuronais, especialmente as redes neuronais profundas com várias camadas ocultas, têm demonstrado capacidades impressionantes em várias aplicações de IA, como o reconhecimento de imagens e de voz, o processamento de linguagem natural, os sistemas de recomendação e o diagnóstico médico. A sua capacidade de aprender e extrair padrões complexos dos dados torna-as adequadas para resolver problemas complexos e lidar com conjuntos de dados em grande escala.

De um modo geral, as redes neuronais são um componente essencial dos sistemas de IA, permitindo o desenvolvimento de modelos sofisticados que podem aprender com os dados e realizar tarefas complexas, contribuindo para os avanços da inteligência artificial.

INTRODUÇÃO DA INTELIGÊNCIA ARTIFICIAL NA ORTODONTIA

A ortodontia é um ramo especializado da medicina dentária que se centra no diagnóstico, prevenção e tratamento de irregularidades dentárias e faciais, principalmente relacionadas com o alinhamento e a oclusão dos dentes. Ao longo dos anos, tem havido avanços significativos na tecnologia que revolucionaram o campo da ortodontia, e um desses avanços é a integração da Inteligência Artificial (IA). A IA tem o potencial de ter um grande impacto na prática ortodôntica, melhorando a precisão do diagnóstico, o planeamento do tratamento e os resultados dos pacientes.

A aplicação da IA na ortodontia envolve o desenvolvimento de sistemas informáticos e algoritmos que podem simular a inteligência humana e realizar tarefas que tradicionalmente requerem conhecimentos humanos. Esta tecnologia tira partido de grandes quantidades de dados e de algoritmos complexos para analisar informações, reconhecer padrões e fazer previsões. Ao aproveitar o poder da IA, os ortodontistas podem beneficiar de uma maior eficiência, precisão e abordagens de tratamento centradas no paciente.

O papel da IA na ortodontia é multifacetado e engloba vários aspectos do fluxo de trabalho ortodôntico. Desde a avaliação e diagnóstico iniciais até ao planeamento e monitorização do tratamento, a IA pode ajudar os ortodontistas em todas as etapas, fornecendo informações valiosas e simplificando os processos.

Inteligência Artificial no Diagnóstico Ortodôntico

A Inteligência Artificial (IA) tem demonstrado um enorme potencial para revolucionar o campo do diagnóstico ortodôntico. Ao tirar partido dos algoritmos e técnicas de IA, os profissionais de ortodontia podem melhorar as suas capacidades de diagnóstico, aumentar a precisão e simplificar o processo de diagnóstico. Eis alguns aspectos fundamentais da IA no diagnóstico ortodôntico:

1. Análise de imagens: Os algoritmos de IA podem analisar vários tipos de imagens ortodônticas, como radiografias, digitalizações 3D e fotografias intra-orais. Estes algoritmos podem detetar e identificar com precisão anomalias dentárias e esqueléticas, cáries dentárias, condições periodontais e outras anomalias ortodônticas. Ao automatizar o processo de análise de imagens, a IA pode ajudar a reduzir o erro humano e aumentar a precisão do diagnóstico.

2. Diagnóstico assistido por computador: A IA pode ajudar os ortodontistas a tomar decisões clínicas, fornecendo um diagnóstico assistido por computador. Ao analisar os dados do paciente, incluindo registos clínicos, historial médico e imagens radiográficas, os algoritmos de IA podem oferecer informações e recomendações para o planeamento do tratamento. Isto ajuda os ortodontistas a desenvolver planos de tratamento personalizados com base em diagnósticos precisos.

3. Modelação preditiva: A IA pode utilizar grandes conjuntos de dados e técnicas de aprendizagem automática para desenvolver modelos preditivos para o diagnóstico ortodôntico. Ao analisar os dados históricos dos pacientes, os algoritmos de IA podem identificar padrões e tendências, permitindo aos ortodontistas prever a probabilidade de progressão da doença, os resultados do tratamento e as potenciais complicações. Isto ajuda a tomar decisões informadas e a otimizar as abordagens de tratamento.

4. Simulação de tratamentos: O software alimentado por IA pode gerar simulações virtuais dos resultados do tratamento com base em dados específicos do paciente. Os ortodontistas podem introduzir vários parâmetros de tratamento, tais como movimentos dentários ou escolhas de aparelhos, e visualizar os resultados previstos antes de iniciar o tratamento. Isto ajuda no planeamento do tratamento e melhora a comunicação com o paciente, fornecendo uma representação visual dos potenciais resultados.

5. Análise cefalométrica automatizada: A análise cefalométrica desempenha um papel vital no diagnóstico ortodôntico. Os algoritmos de IA podem automatizar o processo de identificação e análise dos pontos cefalométricos, poupando tempo e reduzindo o erro humano. Isto permite aos ortodontistas obter medições exactas e avaliar as caraterísticas craniofaciais de forma mais eficiente.

6. Integração de dados e apoio à decisão: A IA pode integrar dados de várias fontes, como registos de saúde electrónicos, sistemas de imagiologia e software de planeamento de tratamentos. Esta integração permite uma análise exaustiva dos dados e fornece aos ortodontistas uma visão holística da informação do paciente. Os algoritmos de IA podem então oferecer apoio à decisão, apresentando informações relevantes e recomendações de tratamento.

7. Aprendizagem e melhoria contínuas: Os sistemas de IA podem aprender e melhorar continuamente através de ciclos de feedback e processos iterativos. À medida que são recolhidos mais dados de pacientes e resultados de tratamentos, os algoritmos de IA podem aperfeiçoar as suas capacidades de diagnóstico e adaptar-se a novos desafios. Este processo de aprendizagem iterativo aumenta a precisão e a fiabilidade dos diagnósticos ortodônticos ao longo do tempo.

A integração da IA no diagnóstico ortodôntico é uma promessa significativa para melhorar a precisão do diagnóstico, o planeamento do tratamento e os resultados dos pacientes. No entanto, é importante garantir a utilização ética da IA, abordar as preocupações relativas à privacidade e segurança dos dados e manter o papel dos ortodontistas humanos como decisores críticos no processo de diagnóstico.

Análise de imagens na inteligência artificial em ortodontia

A análise de imagens desempenha um papel crucial na aplicação da Inteligência Artificial (IA) no diagnóstico ortodôntico. Ao tirar partido dos algoritmos e técnicas de IA, os profissionais de ortodontia podem automatizar a análise de imagens ortodônticas, conduzindo a diagnósticos mais eficientes e exactos. Seguem-se os principais aspectos da análise de imagens no diagnóstico ortodôntico baseado em IA:

1. Pré-processamento de imagens: Antes da análise, os algoritmos de IA efectuam frequentemente passos de pré-processamento para melhorar a qualidade da imagem e remover o ruído. Estes passos podem incluir o redimensionamento da imagem, a normalização, a redução do ruído e o alinhamento da imagem para garantir a consistência e melhorar a precisão da análise subsequente.

2. Deteção de pontos de referência: Os algoritmos de IA podem identificar automaticamente pontos de referência específicos em imagens ortodônticas, tais como pontos de referência cefalométricos ou pontos de referência dentários. A deteção de pontos de referência é crucial no diagnóstico ortodôntico, uma vez que ajuda a quantificar várias medições e a avaliar as relações dentárias e esqueléticas. Os algoritmos alimentados por IA podem localizar com precisão estes pontos de referência, poupando tempo e reduzindo o erro humano.

3. Deteção de anomalias: Os algoritmos de IA podem identificar e classificar anomalias ou anormalidades em imagens ortodônticas. Ao comparar imagens com um vasto conjunto de dados, o algoritmo pode detetar desvios das estruturas dentárias e esqueléticas normais. Isto ajuda os ortodontistas a identificar condições dentárias como a má oclusão, os dentes impactados ou a assimetria e ajuda a formular planos de tratamento adequados.

4. Segmentação: A segmentação de imagens envolve a divisão de uma imagem em regiões ou estruturas distintas. Os algoritmos de IA podem segmentar automaticamente imagens ortodônticas para separar dentes, ossos, tecidos moles ou outras estruturas relevantes. Esta segmentação permite medições, análises e visualizações precisas de áreas de interesse específicas, ajudando no diagnóstico e no planeamento do tratamento.

5. Medição e análise: Os algoritmos de IA podem medir com precisão vários parâmetros e efetuar análises complexas em imagens ortodônticas. Isto inclui avaliar a angulação dos dentes, o espaço interproximal, a morfologia da arcada dentária, as relações esqueléticas e outras medições relevantes. Os sistemas alimentados por IA podem gerar relatórios abrangentes com medições precisas, ajudando os ortodontistas no diagnóstico e no planeamento do tratamento.

6. Reconhecimento de padrões: Os algoritmos de IA podem reconhecer e analisar padrões em imagens ortodônticas, permitindo a identificação de condições dentárias comuns ou raras. Ao treinar modelos de IA em grandes conjuntos de dados, os algoritmos podem aprender a diferenciar entre padrões normais e anormais, contribuindo para diagnósticos mais exactos e eficientes.

7. Integração com dados clínicos: A análise de imagens baseada em IA pode ser integrada com outros dados do paciente, tais como registos dentários, historial médico e planos de tratamento. Ao combinar os resultados da análise de imagem com informações abrangentes do paciente, os ortodontistas podem tomar decisões mais informadas e desenvolver planos de tratamento personalizados com base em diagnósticos precisos.

A aplicação da IA na análise de imagens melhora significativamente a eficiência e a precisão dos diagnósticos ortodônticos. Ao automatizar tarefas demoradas e reduzir o erro humano, os algoritmos de IA ajudam os ortodontistas a tomar decisões baseadas em evidências e a fornecer planos de tratamento óptimos aos pacientes. No entanto, é importante notar que os algoritmos de IA devem ser utilizados como um complemento à experiência clínica, devendo os ortodontistas avaliar e validar criticamente os resultados para um diagnóstico e planeamento de tratamento precisos.

Diagnóstico assistido por computador em Inteligência Artificial em Ortodontia O diagnóstico assistido por computador (CAD) é uma aplicação significativa da Inteligência Artificial (IA) em Ortodontia. Os sistemas CAD utilizam algoritmos e técnicas de IA para ajudar os ortodontistas a diagnosticar e analisar as condições ortodônticas. Ao tirar partido do poder computacional e da aprendizagem automática, os sistemas CAD podem melhorar a precisão do diagnóstico, a eficiência e o planeamento do tratamento. Eis os principais aspectos do diagnóstico assistido por computador na ortodontia orientada para a IA:

1. Análise de imagens: Os sistemas CAD utilizam algoritmos de IA para analisar imagens ortodônticas, tais como radiografias, exames de CBCT e fotografias intra-orais. Estes algoritmos podem detetar e quantificar automaticamente anomalias dentárias e esqueléticas, identificar pontos de referência, avaliar o alinhamento dos dentes e avaliar as relações oclusais. Esta análise de imagem ajuda a diagnosticar condições como má oclusão, apinhamento, mordidas abertas, mordidas cruzadas e dentes impactados.

2. Diagnóstico automatizado: Os sistemas CAD podem fornecer diagnósticos automatizados com base na análise dos dados do doente e das imagens ortodônticas. Ao treinar modelos de IA em grandes conjuntos de dados de casos diagnosticados, os algoritmos CAD podem reconhecer padrões e indicadores de condições ortodônticas específicas. Os ortodontistas podem introduzir os dados do doente e o sistema CAD pode gerar um diagnóstico sugerido, servindo como uma referência valiosa e ajudando no processo de diagnóstico.

3. Apoio ao planeamento do tratamento: Os sistemas CAD oferecem apoio ao planeamento do tratamento, fornecendo aos ortodontistas recomendações e conhecimentos. Ao analisar os dados do paciente, tais como registos dentários, historial médico e imagens de diagnóstico, os algoritmos CAD podem sugerir

abordagens e estratégias de tratamento com base em diretrizes baseadas em evidências. Isto ajuda os ortodontistas a desenvolver planos de tratamento personalizados que se alinham com as necessidades específicas do paciente e optimizam os resultados do tratamento.

4. Previsão dos resultados do tratamento: Os sistemas CAD podem utilizar a modelação preditiva para estimar os potenciais resultados do tratamento. Utilizando dados históricos de tratamento e parâmetros específicos do paciente, tais como caraterísticas esqueléticas, morfologia dentária e oclusão, os algoritmos de IA podem gerar previsões do progresso do tratamento e dos resultados esperados. Isto ajuda os ortodontistas a definir objectivos de tratamento realistas e a gerir as expectativas dos pacientes.

5. Análise comparativa: Os sistemas CAD podem facilitar a análise comparativa, comparando as caraterísticas ortodônticas de um doente com uma base de dados de casos semelhantes. Ao tirar partido dos algoritmos de IA, o CAD pode identificar semelhanças e diferenças, permitindo que os ortodontistas obtenham informações de casos anteriores e tomem decisões informadas no planeamento do tratamento. Esta análise comparativa ajuda a avaliar as opções de tratamento e a prever potenciais desafios.

6. Eficiência e otimização do fluxo de trabalho: Os sistemas CAD optimizam o processo de diagnóstico ortodôntico, poupando tempo e melhorando a eficiência do fluxo de trabalho. Ao automatizar determinadas tarefas, como a análise de imagens e os cálculos de medição, os sistemas CAD reduzem a carga de trabalho manual dos ortodontistas. Isto permite-lhes concentrarem-se mais na tomada de decisões críticas e nos cuidados com o paciente, o que leva a uma maior produtividade e a uma melhor experiência do paciente.

7. Aprendizagem e aperfeiçoamento contínuos: Os sistemas CAD podem aprender e melhorar continuamente, incorporando feedback e actualizando os algoritmos. À medida que são recolhidos mais dados de pacientes e resultados de tratamentos, os algoritmos de IA podem aperfeiçoar as suas capacidades de diagnóstico e adaptar-se a novos desafios. Este processo de aprendizagem iterativo aumenta a precisão e a fiabilidade dos sistemas CAD ao longo do tempo.

A integração de sistemas CAD em ortodontia capacita os ortodontistas com ferramentas de diagnóstico avançadas, apoio ao planeamento do tratamento e capacidades preditivas. Ao combinar a experiência dos ortodontistas com o poder analítico da IA, o diagnóstico assistido por computador em ortodontia contribui para diagnósticos mais exactos, planos de tratamento personalizados e melhores resultados para os pacientes.

Modelação Preditiva em Inteligência Artificial em Ortodontia

A modelação preditiva é uma aplicação significativa da Inteligência Artificial (IA) na ortodontia, permitindo aos ortodontistas prever e estimar vários aspectos dos resultados do tratamento e do progresso do doente. Ao tirar partido dos algoritmos de IA e das técnicas de aprendizagem automática, a modelação preditiva em ortodontia oferece informações valiosas para o planeamento do tratamento, o prognóstico e a tomada de decisões. Eis os principais aspectos da modelação preditiva em ortodontia orientada para a IA:

1. Previsão dos resultados do tratamento: A modelação preditiva em ortodontia permite aos ortodontistas estimar os potenciais resultados do tratamento para pacientes individuais. Ao analisar dados específicos dos pacientes, como registos dentários, imagens de diagnóstico e parâmetros de tratamento, os algoritmos de IA podem gerar previsões das alterações esperadas no alinhamento dos dentes, na oclusão e na estética facial. Isto ajuda os ortodontistas a definir objectivos de tratamento realistas e a comunicar os resultados esperados aos pacientes.

2. Avaliação do Crescimento e Desenvolvimento: A modelação preditiva pode ajudar os ortodontistas a avaliar os padrões de crescimento e desenvolvimento de um paciente. Ao incorporar a idade, o sexo e os indicadores de crescimento do paciente, os algoritmos de IA podem gerar previsões de crescimento e estimar as potenciais alterações nas estruturas dentárias e esqueléticas ao longo do tempo. Isto ajuda a determinar o momento ideal para as intervenções ortodônticas e a considerar a influência do crescimento nos resultados do tratamento.

3. Estimativa da duração do tratamento: A modelação preditiva pode fornecer estimativas da duração do tratamento para pacientes individuais. Ao considerar factores como a gravidade da má oclusão inicial, a complexidade

do tratamento e as caraterísticas do paciente, os algoritmos de IA podem gerar previsões do tempo necessário para atingir os objectivos do tratamento. Isto ajuda os ortodontistas no planeamento do tratamento, na atribuição de recursos e na gestão das expectativas dos pacientes.

4. Avaliação da resposta ao tratamento: A modelação preditiva permite que os ortodontistas avaliem a forma como os pacientes individuais são susceptíveis de responder a modalidades de tratamento específicas. Ao analisar os dados históricos de tratamento e as caraterísticas dos pacientes, os algoritmos de IA podem identificar padrões e correlações entre as abordagens de tratamento e os resultados. Isto ajuda os ortodontistas a selecionar as opções de tratamento mais eficazes e a ajustar os planos de tratamento com base na resposta prevista.

5. Avaliação de riscos e previsão de complicações: A modelação preditiva em ortodontia pode ajudar a identificar potenciais riscos e complicações associados a tratamentos específicos. Ao analisar as caraterísticas do paciente, factores anatómicos e parâmetros de tratamento, os algoritmos de IA podem gerar pontuações de risco e prever a probabilidade de eventos adversos, tais como reabsorção radicular, complicações periodontais ou recidiva. Isto ajuda os ortodontistas a implementar medidas preventivas e planos de tratamento personalizados para minimizar os riscos.

6. Otimização do tratamento: A modelação preditiva pode ajudar na otimização do tratamento, avaliando diferentes cenários de tratamento e prevendo os seus resultados. Ao simular várias abordagens e parâmetros de tratamento, os algoritmos de IA podem identificar os planos de tratamento mais eficazes e eficientes para cada paciente. Isto ajuda os ortodontistas a desenvolver estratégias de tratamento personalizadas que têm em conta as preferências dos pacientes, os objectivos do tratamento e os resultados previstos.

7. Apoio à decisão: A modelação preditiva fornece aos ortodontistas um apoio à decisão baseado em dados. Ao integrar dados específicos do paciente, diretrizes de tratamento e resultados históricos do tratamento, os algoritmos de IA podem apresentar aos ortodontistas recomendações baseadas em provas e opções de tratamento alternativas. Isto ajuda os ortodontistas a tomar decisões informadas e a individualizar os planos de tratamento com base nos resultados previstos.

A modelação preditiva em ortodontia melhora o planeamento do tratamento, o prognóstico e a tomada de decisões, tirando partido do poder da IA e da aprendizagem automática. Ao analisar os dados dos pacientes e os resultados históricos dos tratamentos, os ortodontistas podem fazer previsões mais precisas, otimizar as abordagens de tratamento e melhorar a satisfação dos pacientes e os resultados dos tratamentos. É importante notar que os modelos preditivos devem ser utilizados como ferramentas de apoio ao julgamento clínico e não substituir os conhecimentos especializados dos ortodontistas.

Simulação de tratamento Inteligência artificial em ortodontia

A simulação do tratamento é uma aplicação valiosa da Inteligência Artificial (IA) na ortodontia, permitindo aos ortodontistas visualizar e prever os resultados de várias opções de tratamento para cada doente. Ao utilizar algoritmos de IA e modelos baseados em computador, a simulação do tratamento melhora o planeamento do tratamento, a comunicação com o paciente e a tomada de decisões. Eis os principais aspectos da simulação de tratamento na ortodontia orientada para a IA:

1. Planeamento de tratamento virtual: A simulação de tratamento permite aos ortodontistas planear e conceber virtualmente tratamentos ortodônticos. Ao introduzir dados específicos do paciente, tais como registos dentários, imagens de diagnóstico e objectivos de tratamento, os algoritmos de IA podem gerar um modelo virtual dos dentes e maxilares do paciente. Os ortodontistas podem manipular o modelo virtual, simular diferentes abordagens de tratamento e avaliar os resultados previstos.

2. Simulação do movimento dos dentes: A simulação de tratamento com recurso a IA pode simular o movimento e o reposicionamento dos dentes durante o tratamento ortodôntico. Ao aplicar princípios biomecânicos e algoritmos, os modelos de IA podem prever a direção, a magnitude e a sequência dos movimentos dos dentes. Os ortodontistas podem visualizar e avaliar a viabilidade e a eficácia de diferentes estratégias de tratamento, tais como diferentes tipos de aparelhos ou alinhadores.

3. Avaliação da oclusão: A simulação do tratamento pode simular as relações oclusais entre os dentes superiores e inferiores. Os algoritmos de IA podem avaliar a interdigitação dos dentes e simular as forças oclusais. Os ortodontistas podem avaliar a estabilidade oclusal e identificar quaisquer potenciais interferências ou problemas de má oclusão que devam ser abordados durante o planeamento do tratamento.

4. Análise estética: A simulação do tratamento em ortodontia permite a avaliação dos resultados estéticos do tratamento. Os algoritmos de IA podem simular as alterações na estética dentária e facial, permitindo aos ortodontistas avaliar o impacto das intervenções ortodônticas no sorriso, no perfil e no aspeto facial geral do paciente. Isto ajuda no planeamento do tratamento e ajuda a alinhar as expectativas do paciente com os resultados previstos.

5. Acompanhamento do progresso: A simulação do tratamento pode ser utilizada para acompanhar o progresso do tratamento ortodôntico ao longo do tempo. Ao comparar o plano de tratamento virtual inicial com modelos virtuais actualizados, os algoritmos de IA podem visualizar e quantificar os movimentos dentários alcançados e as etapas do tratamento. Os ortodontistas podem monitorizar o progresso, fazer os ajustes necessários e comunicar a trajetória do tratamento aos pacientes.

6. Comunicação com o paciente: A simulação do tratamento melhora a comunicação com o paciente ao fornecer representações visuais dos resultados do tratamento proposto. Os ortodontistas podem mostrar aos pacientes as alterações previstas nos seus dentes e sorriso, facilitando a tomada de decisões partilhadas e alinhando os objectivos do tratamento. Este auxílio visual ajuda os pacientes a compreender o processo de tratamento, os potenciais desafios e os resultados esperados.

7. Planeamento colaborativo do tratamento: A simulação do tratamento pode apoiar o planeamento colaborativo do tratamento entre ortodontistas, especialistas dentários e equipas interdisciplinares. Ao partilhar planos de tratamento e simulações virtuais, os profissionais podem trocar ideias, discutir estratégias de tratamento e tomar decisões informadas coletivamente. Esta abordagem colaborativa melhora os resultados do tratamento e a coordenação interdisciplinar.

A simulação do tratamento em ortodontia, impulsionada pela IA, revoluciona o planeamento do tratamento, o envolvimento do paciente e os processos de tomada de decisão. Ao simular os resultados do tratamento, os ortodontistas podem tomar decisões baseadas em evidências, personalizar os planos de tratamento e otimizar as abordagens de tratamento para cada paciente. É importante notar que a simulação de tratamento é uma ferramenta para auxiliar o julgamento clínico e deve ser usada em conjunto com a experiência dos ortodontistas.

Análise Cefalométrica Automatizada Utilizando Inteligência Artificial em Ortodontia

A análise cefalométrica automatizada utilizando a Inteligência Artificial (IA) é um avanço significativo na ortodontia, proporcionando aos ortodontistas métodos eficientes e exactos para analisar as radiografias cefalométricas. A análise cefalométrica envolve a medição e avaliação de estruturas esqueléticas e dentárias específicas em imagens de raios X para avaliar as relações craniofaciais. Eis os principais aspectos da análise cefalométrica automatizada na ortodontia orientada para a IA:

1. Deteção de pontos de referência: Os algoritmos de IA podem detetar e localizar automaticamente pontos de referência cefalométricos em imagens radiográficas. Os marcos cefalométricos são pontos anatómicos específicos utilizados para medir vários parâmetros dentários e esqueléticos. Ao treinar modelos de IA em grandes conjuntos de dados de imagens cefalométricas anotadas, os algoritmos podem identificar com precisão pontos de referência como o násio, a sela, o ponto A, o ponto B e outros. A deteção automatizada de pontos de referência poupa tempo e reduz o erro humano no processo de análise.

2. Cálculos de medição: Os algoritmos de IA podem efetuar medições precisas de vários parâmetros cefalométricos. Uma vez detectados os pontos de referência, os algoritmos podem calcular medições como ângulos, distâncias e rácios. Estas medições são essenciais para diagnosticar anomalias craniofaciais, avaliar as relações esqueléticas e monitorizar o progresso do tratamento. Os cálculos de medição automatizados eliminam os cálculos manuais e aumentam a precisão da análise cefalométrica.

3. Deteção de anomalias: A análise cefalométrica alimentada por IA pode identificar e classificar anomalias ou desvios das estruturas craniofaciais normais. Ao comparar imagens radiográficas com bases de dados de referência ou modelos treinados, os algoritmos de IA podem detetar anomalias como más oclusões, assimetrias, discrepâncias esqueléticas ou anomalias dentárias. Isto ajuda os ortodontistas a diagnosticar e a formular planos de tratamento adequados.

4. Apoio ao planeamento do tratamento: A análise cefalométrica automatizada com recurso à IA fornece aos ortodontistas informações valiosas para apoiar o planeamento do tratamento. Ao analisar as medições cefalométricas, os algoritmos de IA podem avaliar a gravidade das más oclusões, prever os resultados do tratamento e sugerir estratégias de tratamento adequadas. Isto ajuda os ortodontistas a desenvolver planos de tratamento personalizados que abordam as caraterísticas craniofaciais específicas de cada paciente.

5. Eficiência e normalização: A análise cefalométrica orientada por IA melhora a eficiência e a padronização nas práticas ortodônticas. A análise cefalométrica manual pode consumir muito tempo e estar sujeita a variações entre os profissionais. Ao automatizar o processo de análise, os algoritmos de IA asseguram medições consistentes e exactas, reduzindo o potencial de erros inter-observador e intra-observador. Isto permite que os ortodontistas dediquem mais tempo ao planeamento do tratamento e aos cuidados com o paciente.

6. Integração com software de tratamento: A análise cefalométrica baseada em IA pode ser perfeitamente integrada no software de tratamento ortodôntico ou nos sistemas de gestão da clínica. Esta integração permite o armazenamento, a recuperação e a análise eficientes de imagens e dados cefalométricos. Os ortodontistas podem aceder aos resultados da análise cefalométrica juntamente com outras informações do paciente, facilitando o planeamento e a monitorização abrangentes do tratamento.

A análise cefalométrica automatizada utilizando IA fornece aos ortodontistas ferramentas avançadas para analisar e interpretar as radiografias cefalométricas de forma mais eficiente e exacta. Ao automatizar a deteção de pontos de referência, os cálculos de medição e a deteção de anomalias, os algoritmos de IA simplificam o processo de análise e melhoram as capacidades de diagnóstico. Os ortodontistas podem tirar partido desta tecnologia para melhorar o planeamento do tratamento, prever os resultados do tratamento e prestar cuidados ortodônticos mais precisos e personalizados.

Integração de dados e apoio à decisão em Inteligência Artificial em Ortodontia

A integração de dados e o apoio à decisão são aspectos vitais da Inteligência Artificial (IA) em ortodontia, facilitando uma análise abrangente e ajudando os ortodontistas a tomar decisões de tratamento informadas. Ao integrar várias fontes de dados e ao tirar partido dos algoritmos de IA, os ortodontistas podem beneficiar de uma visão holística da informação do paciente e receber informações valiosas para otimizar o planeamento e os resultados do tratamento. Eis os principais aspectos da integração de dados e do apoio à decisão na ortodontia orientada para a IA:

1. Integração dos dados dos doentes: Os sistemas de IA em ortodontia podem integrar e analisar diversas fontes de dados dos doentes, incluindo o historial médico, registos dentários, imagens de diagnóstico (por exemplo, radiografias, exames CBCT), exames intra-orais e registos do progresso do tratamento. Ao consolidar e organizar esta informação numa plataforma unificada, os algoritmos de IA podem aceder e processar perfis abrangentes de pacientes para análise e tomada de decisões.

2. Análise de dados e reconhecimento de padrões: Os algoritmos de IA podem analisar grandes volumes de dados de doentes para identificar padrões, correlações e tendências. Ao treinar em conjuntos de dados extensos, os modelos de IA podem reconhecer associações entre diferentes caraterísticas dos pacientes, modalidades de tratamento e resultados do tratamento. Esta análise permite que os ortodontistas identifiquem preditores de sucesso do tratamento, avaliem factores de risco e optimizem os planos de tratamento com base em conhecimentos orientados por dados.

3. Previsão do resultado do tratamento: Os algoritmos de IA podem prever os resultados do tratamento através da análise dos dados históricos do tratamento e dos parâmetros específicos do doente. Ao considerar factores como as caraterísticas dentárias e esqueléticas, os protocolos de tratamento e os dados demográficos dos doentes, os modelos de IA podem gerar previsões das taxas de sucesso do tratamento e das potenciais complicações. Esta informação ajuda os ortodontistas a definir objectivos de tratamento realistas e a gerir as expectativas dos pacientes.

4. Sistemas de apoio à decisão: Os sistemas de apoio à decisão alimentados por IA ajudam os ortodontistas a tomar decisões de tratamento baseadas em evidências. Ao integrar os dados dos pacientes, as diretrizes de tratamento e os conhecimentos gerados pela IA, estes sistemas fornecem aos ortodontistas recomendações, opções de tratamento alternativas e avaliações de risco. Os ortodontistas podem aproveitar esta informação para tomar decisões informadas, individualizar os planos de tratamento e otimizar as abordagens de tratamento com base em factores específicos do paciente.

5. Otimização do planeamento do tratamento: Os algoritmos de IA podem otimizar o planeamento do tratamento, considerando vários factores em simultâneo. Ao analisar os dados do paciente e os objectivos do tratamento, os modelos de IA podem gerar planos de tratamento personalizados que maximizam a eficácia do tratamento, a eficiência e a satisfação do paciente. Estes planos de tratamento optimizados podem considerar factores como a duração do tratamento, a seleção do aparelho, a mecânica ortodôntica e as preferências do paciente.

6. Modelação preditiva: A modelação preditiva baseada em IA permite aos ortodontistas antecipar os resultados do tratamento e avaliar o impacto de diferentes cenários de tratamento. Ao simular o progresso do tratamento e

visualizar as alterações esperadas no alinhamento dos dentes, na oclusão e na estética facial, os ortodontistas podem avaliar as vantagens e desvantagens das várias opções de tratamento. Isto ajuda no planeamento do tratamento e na comunicação com os pacientes.

7. Monitorização e feedback em tempo real: Os sistemas de IA podem monitorizar continuamente o progresso do tratamento e fornecer feedback aos ortodontistas. Ao analisar os dados do paciente durante o tratamento, os algoritmos de IA podem detetar desvios da trajetória de tratamento esperada, identificar potenciais problemas e alertar os ortodontistas para que tomem as medidas adequadas. A monitorização em tempo real ajuda os ortodontistas a enfrentar proactivamente os desafios e a otimizar os resultados do tratamento.

A integração de diversos dados dos pacientes e a utilização de algoritmos de IA para apoio à decisão em ortodontia melhora o planeamento do tratamento, facilita os cuidados personalizados e melhora os resultados do tratamento. Ao aproveitar o poder da IA para analisar dados, os ortodontistas podem tomar decisões mais informadas, otimizar os planos de tratamento e prestar melhores cuidados ortodônticos aos pacientes.

Aprendizagem e Melhoria Contínuas em Inteligência Artificial em Ortodontia

A aprendizagem e a melhoria contínuas são aspectos cruciais da Inteligência Artificial (IA) em ortodontia, garantindo que os algoritmos e modelos de IA evoluem e melhoram o seu desempenho ao longo do tempo. Ao incorporar o feedback, novos dados e conhecimentos actualizados, os sistemas de IA em ortodontia podem aprender e melhorar continuamente, conduzindo a diagnósticos mais precisos, ao planeamento do tratamento e aos cuidados do paciente. Eis os principais aspectos da aprendizagem e melhoria contínuas na ortodontia orientada para a IA:

1. Modelos adaptativos: Os modelos de IA podem ser concebidos para se adaptarem e aprenderem com novos dados e experiências. À medida que os ortodontistas fornecem feedback e informações sobre os resultados do tratamento e factores específicos do paciente, os algoritmos de IA podem atualizar e aperfeiçoar as suas previsões e recomendações. Esta adaptação contínua permite que os modelos se tornem mais precisos e melhor alinhados com as caraterísticas únicas de cada paciente.

2. Aumento dos dados: Os sistemas de IA podem tirar partido das técnicas de aumento de dados para aumentar a diversidade e a representatividade do conjunto de dados de treino. Ao expandir artificialmente o conjunto de dados com variações, como diferentes dados demográficos dos doentes, tipos de tratamento e condições de imagiologia, os algoritmos de IA podem aprender a generalizar melhor e a lidar com uma gama mais vasta de casos. O aumento dos dados aumenta a robustez e o desempenho dos modelos de IA.

3. Integração de novos conhecimentos: A IA em ortodontia pode incorporar novos resultados de investigação, diretrizes de tratamento e melhores práticas. Ao atualizar os algoritmos com os conhecimentos mais recentes em

ortodontia, os sistemas de IA podem alinhar-se com as normas actuais de cuidados e protocolos de tratamento. Esta integração garante que os modelos de IA reflectem as informações mais actualizadas e fornecem recomendações precisas e relevantes.

4. Aprendizagem em colaboração: Os sistemas de IA podem facilitar a aprendizagem em colaboração, reunindo e analisando dados de vários consultórios ou instituições de ortodontia. Ao tornar anónimos e agregar os dados dos pacientes, os algoritmos de IA podem identificar padrões e tendências em diversas populações de pacientes. A aprendizagem colaborativa permite a descoberta de novos conhecimentos, a avaliação comparativa dos resultados dos tratamentos e a identificação das melhores práticas.

5. Loop de feedback: Os sistemas ortodônticos orientados por IA podem incorporar ciclos de feedback para avaliar e melhorar continuamente o seu desempenho. Os ortodontistas podem fornecer feedback sobre a exatidão das previsões, os resultados do tratamento e as recomendações geradas pelo sistema de IA. Este ciclo de feedback permite que os algoritmos de IA ajustem e aperfeiçoem as suas previsões e processos de tomada de decisão, resultando em melhorias iterativas ao longo do tempo.

6. Controlo de qualidade e validação: Os modelos de IA em ortodontia são submetidos a rigorosos processos de controlo de qualidade e validação. Estes processos envolvem o teste do desempenho dos modelos em conjuntos de dados independentes e a comparação das suas previsões com as normas clínicas estabelecidas. A avaliação e validação contínuas garantem que os modelos de IA mantêm uma elevada precisão, fiabilidade e relevância clínica.

7. Considerações éticas: A aprendizagem e a melhoria contínuas na ortodontia orientada para a IA também envolvem a abordagem de considerações éticas. Os sistemas de IA devem aderir à privacidade do paciente e aos regulamentos

de segurança de dados. Além disso, devem ser transparentes, explicáveis e responsáveis nos seus processos de tomada de decisão. Avaliações regulares das implicações éticas e a incorporação de diretrizes éticas no desenvolvimento da IA garantem uma implementação responsável e fiável.

A aprendizagem e a melhoria contínuas são essenciais para aproveitar todo o potencial da IA na ortodontia. Ao incorporar feedback, novos conhecimentos e dados actualizados, os sistemas de IA podem melhorar continuamente a sua precisão, adaptabilidade e eficácia. Este ciclo de melhoria iterativo garante que os sistemas ortodônticos orientados para a IA fornecem informações valiosas, apoiam a tomada de decisões clínicas e melhoram os resultados dos pacientes.

Modelo adaptativo utilizando inteligência artificial no diagnóstico ortodôntico

Os modelos adaptativos no diagnóstico ortodôntico orientado por IA referem-se a sistemas que aprendem e evoluem continuamente com base em novos dados e conhecimentos, fornecendo avaliações de diagnóstico mais precisas e personalizadas para pacientes ortodônticos. Estes modelos adaptam-se às necessidades específicas de cada paciente, têm em conta a evolução do conhecimento em ortodontia e melhoram a precisão do diagnóstico ao longo do tempo. Aqui estão os principais aspectos dos modelos adaptativos no diagnóstico ortodôntico:

1. Aprendizagem contínua: Os modelos adaptativos são concebidos para aprender com novos dados e experiências, incluindo informações sobre o doente, imagens de diagnóstico e resultados clínicos. Ao incorporar feedback e novos conhecimentos, estes modelos melhoram a sua capacidade de efetuar diagnósticos precisos e conscientes do contexto.

2. Diagnóstico específico do paciente: Os modelos adaptativos consideram as caraterísticas individuais de cada paciente, incluindo as caraterísticas dentárias e esqueléticas, o historial médico e os objectivos do tratamento. Esta abordagem específica do paciente permite diagnósticos mais personalizados e exactos, adaptados às necessidades únicas de cada indivíduo.

3. Integração de novos conhecimentos: Os modelos adaptativos integram continuamente os mais recentes resultados de investigação, diretrizes de tratamento e melhores práticas em ortodontia. Ao manterem-se actualizados com o campo em evolução, estes modelos asseguram que as avaliações de diagnóstico se alinham com os padrões actuais de cuidados.

4. Percepções baseadas em dados: Os modelos adaptativos analisam grandes conjuntos de dados de informações do paciente e imagens de diagnóstico para identificar padrões, correlações e tendências. Esta abordagem baseada em dados permite que os modelos reconheçam detalhes subtis e variações nas condições ortodônticas, conduzindo a diagnósticos mais precisos.

5. Modelação preditiva: Os modelos adaptativos podem prever a progressão das condições ortodônticas e os resultados do tratamento com base em dados históricos e factores específicos do paciente. Os ortodontistas podem utilizar estas previsões para antecipar potenciais problemas e planear o tratamento em conformidade.

6. Feedback em tempo real: Os modelos adaptativos fornecem feedback em tempo real aos ortodontistas durante o processo de diagnóstico. Os ortodontistas podem introduzir os dados do paciente e as imagens de diagnóstico, e o modelo pode oferecer informações e recomendações instantâneas, ajudando no processo de tomada de decisões.

7. Diagnóstico diferencial: Os modelos adaptativos são capazes de efetuar diagnósticos diferenciais, distinguindo entre várias condições ortodônticas e identificando o diagnóstico mais provável. Isto ajuda os ortodontistas a escolher as abordagens de tratamento mais adequadas.

8. Colaboração interdisciplinar: Os modelos adaptativos podem facilitar a colaboração entre diferentes especialistas em medicina dentária, fornecendo avaliações de diagnóstico abrangentes que consideram o contexto mais alargado da saúde oral de um paciente. Esta abordagem interdisciplinar assegura decisões de tratamento holísticas e bem informadas.

9. Considerações éticas: Os modelos adaptativos respeitam as considerações éticas, incluindo a privacidade dos doentes, a segurança dos dados e a transparência. O consentimento do doente e a proteção dos dados são prioritários na utilização de modelos adaptativos de IA para o diagnóstico.

10. Validação clínica: Os modelos adaptativos são submetidos a uma validação clínica rigorosa para avaliar a sua precisão e fiabilidade de diagnóstico. As comparações com os diagnósticos de especialistas e os resultados dos pacientes no mundo real ajudam a garantir que estes modelos fornecem avaliações de diagnóstico valiosas e fiáveis

Os modelos adaptativos no diagnóstico ortodôntico orientado por IA melhoram a exatidão, a personalização e a eficiência dos processos de diagnóstico. Ao aprender continuamente, incorporando novos conhecimentos e considerando factores específicos do paciente, estes modelos permitem que os ortodontistas façam avaliações de diagnóstico mais informadas e personalizadas, conduzindo, em última análise, a melhores cuidados com o paciente e resultados de tratamento.

Aumento de dados utilizando inteligência artificial no diagnóstico ortodôntico

O aumento dos dados utilizando a inteligência artificial (IA) no diagnóstico ortodôntico envolve o aumento da qualidade e da diversidade dos dados de diagnóstico disponíveis para melhorar o desempenho dos modelos de IA utilizados no diagnóstico. Ao gerar dados sintéticos, introduzir variações ou expandir o conjunto de dados, os algoritmos de IA podem tornar-se mais robustos e eficazes na identificação exacta das condições ortodônticas. Eis os principais aspectos do aumento dos dados utilizando a IA no diagnóstico ortodôntico:

1. Maior diversidade de dados: Os algoritmos de IA podem criar novas amostras de dados que simulam uma gama mais alargada de condições ortodônticas, dados demográficos dos pacientes e condições de imagiologia. Esta diversidade aumentada ajuda os modelos de IA a aprender a lidar com vários casos, incluindo casos raros ou atípicos, resultando numa maior precisão de diagnóstico.

2. Geração de imagens melhoradas: As técnicas de IA podem gerar imagens sintéticas de diagnóstico, como radiografias cefalométricas, exames intra-orais ou modelos dentários 3D. Os modelos generativos, como as redes adversariais generativas (GAN) ou os autoencoders variacionais (VAEs), podem criar imagens de aspeto realista, alargando o conjunto de dados para o treino de modelos de IA.

3. Perfis sintéticos de doentes: Os algoritmos de IA podem gerar perfis sintéticos de doentes com base em modelos estatísticos e padrões aprendidos a partir de dados de doentes existentes. Estes perfis sintéticos representam doentes virtuais com diferentes combinações de caraterísticas dentárias e esqueléticas. Esta abordagem aumenta a variedade de casos no conjunto de dados.

4. Injeção de ruído: O aumento de dados pode introduzir variações ou ruído nas imagens de diagnóstico existentes para simular cenários do mundo real. Ao adicionar perturbações aleatórias, tais como alterações na qualidade da imagem, condições de iluminação ou discrepâncias oclusais, os algoritmos de IA ajudam os modelos a aprender a lidar com dados desafiantes e ruidosos.

5. Equilíbrio de dados: Nos casos em que determinadas patologias ortodônticas estão sub-representadas no conjunto de dados, os algoritmos de IA podem sobreamostrar ou gerar amostras sintéticas para equilibrar a distribuição dos dados. Isto garante que o modelo não favorece as condições mais comuns e mantém a exatidão em todas as condições.

6. Transformação de dados: O aumento de dados pode envolver transformações geométricas, como a rotação, o escalonamento ou a translação, aplicadas a imagens de diagnóstico. Estas transformações ajudam os modelos de IA a aprender a reconhecer condições ortodônticas a partir de diferentes ângulos e perspectivas.

7. Simulação de cenários: Os algoritmos de IA podem simular vários cenários clínicos modificando os dados de diagnóstico existentes. Por exemplo, podem mover virtualmente os dentes, ajustar as relações de mordida ou introduzir condições ortodônticas específicas para criar conjuntos de dados aumentados para formação especializada em diagnóstico.

8. Segmentação semântica: O aumento dos dados também pode envolver a segmentação semântica, em que os modelos de IA rotulam e categorizam regiões ou estruturas específicas nas imagens de diagnóstico. Isto pode ajudar a identificar e diagnosticar condições ortodônticas específicas ou anomalias nas imagens.

9. Melhoria da qualidade: A IA pode ser utilizada para melhorar a qualidade das imagens de diagnóstico, reduzindo o ruído, melhorando o contraste ou tornando os pormenores mais nítidos. As imagens melhoradas contribuem para uma melhor formação de modelos e para diagnósticos mais exactos.

10. Métricas de avaliação: Os dados aumentados devem ser objeto de uma avaliação e validação rigorosas para garantir a sua qualidade e eficácia na melhoria do desempenho do modelo. Podem ser utilizadas métricas como a precisão do diagnóstico, a sensibilidade, a especificidade e a fiabilidade entre avaliadores para avaliar o impacto do aumento dos dados no desempenho do modelo de IA.

O aumento dos dados utilizando a IA no diagnóstico ortodôntico melhora a qualidade e a diversidade dos dados de diagnóstico, conduzindo a modelos de IA mais robustos e exactos. Estes modelos podem ajudar melhor os ortodontistas a identificar e diagnosticar as condições ortodônticas, melhorando, em última análise, os cuidados ao paciente e o planeamento do tratamento.

Integração de novos conhecimentos utilizando a inteligência artificial no diagnóstico ortodôntico

A integração de novos conhecimentos utilizando a inteligência artificial (IA) no diagnóstico ortodôntico envolve a incorporação dos mais recentes resultados da investigação, diretrizes de tratamento e melhores práticas em algoritmos e modelos de IA para melhorar a precisão e a relevância das avaliações de diagnóstico. Eis os principais aspectos da integração de novos conhecimentos utilizando a IA no diagnóstico ortodôntico:

1. Aquisição de conhecimentos: Os sistemas de IA recolhem continuamente novos conhecimentos a partir de várias fontes, como a literatura científica, bases de dados de investigação, diretrizes clínicas e opiniões de especialistas. As técnicas de processamento de linguagem natural (PNL) podem ser utilizadas para extrair informações relevantes de fontes textuais, enquanto os algoritmos de extração de dados e de descoberta de conhecimentos podem identificar padrões e tendências em grandes conjuntos de dados.

2. Diagnóstico baseado em provas: Os algoritmos de IA analisam os conhecimentos recolhidos para gerar recomendações de diagnóstico baseadas em provas. Ao considerar os últimos resultados da investigação e as diretrizes de tratamento, os algoritmos podem fornecer aos ortodontistas sugestões sobre o diagnóstico de condições ortodônticas, a seleção de testes de diagnóstico adequados e a interpretação dos resultados de diagnóstico.

3. Apoio à decisão clínica: Os sistemas de apoio à decisão clínica alimentados por IA utilizam novos conhecimentos para ajudar os ortodontistas a tomar decisões de diagnóstico precisas e informadas. Estes sistemas incorporam a investigação e as diretrizes mais recentes nos seus algoritmos, fornecendo aos ortodontistas orientação e apoio em tempo real durante o processo de diagnóstico.

4. Algoritmos de aprendizagem automática: Os algoritmos de aprendizagem automática, como a aprendizagem profunda ou os métodos de conjunto, podem ser treinados em grandes conjuntos de dados que incluem os conhecimentos mais recentes. Estes algoritmos podem aprender padrões e relações complexas entre os dados dos doentes e os resultados de diagnóstico, integrando as provas mais recentes nos seus modelos de previsão.

5. Actualizações dinâmicas dos conhecimentos: Os sistemas de IA devem ser concebidos para acomodar actualizações e revisões regulares à medida que novos conhecimentos se tornam disponíveis. À medida que a investigação ortodôntica progride, as diretrizes de tratamento evoluem e surgem novas evidências, os algoritmos de IA podem ser actualizados com as informações mais recentes para garantir que as avaliações de diagnóstico permanecem alinhadas com o estado atual do conhecimento ortodôntico.

6. Colaboração interdisciplinar: Os sistemas de IA podem facilitar a colaboração interdisciplinar entre ortodontistas, cirurgiões orais, prostodontistas e outros especialistas em medicina dentária, fornecendo avaliações de diagnóstico abrangentes e actualizadas. Ao partilhar conhecimentos e ideias entre disciplinas, os profissionais podem diagnosticar casos complexos em colaboração e tomar decisões bem informadas.

7. Considerações éticas: Os algoritmos e sistemas de IA devem respeitar as considerações éticas, incluindo a privacidade dos doentes, a segurança dos dados e a transparência. O consentimento do doente e a proteção dos dados são fundamentais para a integração de novos conhecimentos nos processos de diagnóstico.

8. Validação e avaliação: Os algoritmos de diagnóstico que integram novos conhecimentos devem ser submetidos a uma validação e avaliação rigorosas para avaliar a sua exatidão e relevância clínica. As comparações com

diagnósticos de especialistas e os resultados dos doentes no mundo real ajudam a garantir que estes algoritmos fornecem avaliações de diagnóstico valiosas e fiáveis.

9. IA explicável: Para aumentar a confiança e a compreensão, os modelos de IA utilizados para o diagnóstico devem ser concebidos de forma a serem explicáveis. Os ortodontistas devem ser capazes de interpretar e identificar o raciocínio subjacente às recomendações de diagnóstico geradas pelos sistemas de IA, o que pode ser especialmente importante quando são integrados novos conhecimentos.

10. Formação contínua: Os sistemas de IA podem facilitar a formação contínua dos ortodontistas, fornecendo actualizações sobre as últimas investigações e orientações relevantes para o diagnóstico ortodôntico. Os ortodontistas podem manter-se informados sobre os novos desenvolvimentos e as melhores práticas através da disseminação de conhecimentos baseada em IA.

A integração de novos conhecimentos utilizando a IA no diagnóstico ortodôntico garante que as avaliações de diagnóstico permanecem baseadas em provas e actualizadas com as mais recentes investigações e diretrizes de tratamento. Ao tirar partido dos algoritmos de IA e dos modelos preditivos, os ortodontistas podem tomar decisões de diagnóstico mais precisas e informadas, melhorando, em última análise, os cuidados ao paciente e o planeamento do tratamento.

Monitorização longitudinal utilizando IA no diagnóstico ortodôntico

A monitorização longitudinal utilizando a IA no diagnóstico ortodôntico envolve a avaliação e análise contínuas da condição ortodôntica de um paciente e do progresso do tratamento ao longo do tempo. Ao aproveitar os algoritmos de IA e os modelos preditivos, os ortodontistas podem acompanhar as alterações nas caraterísticas dentárias e esqueléticas, avaliar a resposta ao tratamento e tomar decisões informadas ao longo do curso dos cuidados ortodônticos. Eis os principais aspectos da monitorização longitudinal utilizando a IA no diagnóstico ortodôntico:

1. Integração de dados: Os algoritmos de IA podem integrar e analisar dados de várias fontes, incluindo imagens de diagnóstico (como radiografias cefalométricas, exames intra-orais), registos do paciente e planos de tratamento. Ao combinar e alinhar estes pontos de dados longitudinais, os modelos de IA criam uma visão abrangente do historial e do progresso ortodôntico do paciente.

2. Acompanhamento do progresso do tratamento: Os algoritmos de IA monitorizam e medem as alterações nas caraterísticas dentárias e esqueléticas durante o curso do tratamento ortodôntico. Ao comparar imagens e dados de diagnóstico sequenciais, os algoritmos podem identificar e quantificar o movimento dentário, as alterações oclusais e as modificações esqueléticas, ajudando os ortodontistas a visualizar e avaliar objetivamente o progresso do tratamento.

3. Avaliação da resposta ao tratamento: Os modelos de IA avaliam a resposta ao tratamento comparando os resultados previstos do tratamento com as alterações observadas nos dados do doente. Ao considerar o plano de tratamento inicial, os factores específicos do doente e o conjunto de dados em evolução, os modelos podem avaliar a eficácia da abordagem do tratamento e identificar áreas que possam necessitar de ajustes.

4. Modelação preditiva: Os algoritmos de IA podem gerar modelos preditivos que estimam os resultados prováveis do tratamento com base nas caraterísticas do paciente e no progresso do tratamento. Os ortodontistas podem introduzir dados actualizados, como novas imagens de diagnóstico ou registos de pacientes, e obter previsões relativamente à oclusão final esperada, ao alinhamento dos dentes ou à estética facial. Estas previsões ajudam nas decisões de planeamento do tratamento e podem ajudar a ajustar os objectivos do tratamento, se necessário.

5. Feedback em tempo real: A monitorização longitudinal com recurso à IA fornece feedback em tempo real aos ortodontistas durante o tratamento. Os ortodontistas podem introduzir dados actualizados dos pacientes e imagens de diagnóstico, e os modelos de IA podem oferecer informações e recomendações instantâneas, ajudando no processo de tomada de decisões.

6. Apoio à decisão: Os algoritmos de IA fornecem apoio à decisão através da análise de dados longitudinais e da geração de recomendações baseadas em provas. Tendo em conta o historial de tratamento, o progresso e os padrões de resposta do paciente, os algoritmos podem sugerir ajustes aos planos de tratamento ou abordagens alternativas para obter resultados óptimos. Este apoio à decisão capacita os ortodontistas com conhecimentos objectivos e ajuda-os a tomar decisões clínicas informadas.

7. Avaliação dos riscos: A monitorização longitudinal com recurso à IA pode avaliar e prever potenciais riscos associados ao tratamento em curso. Ao analisar os dados históricos e os factores específicos do paciente, os modelos podem identificar factores de risco para complicações ou resultados de tratamento abaixo do ideal. Os ortodontistas podem utilizar estas avaliações de risco para mitigar potenciais problemas e otimizar o planeamento do tratamento.

8. Aprendizagem contínua: Os modelos de IA aprendem continuamente com novos dados e resultados de tratamentos, aperfeiçoando as suas capacidades de previsão e a precisão da tomada de decisões ao longo do tempo. Os ortodontistas fornecem feedback sobre o sucesso do tratamento, complicações ou respostas dos pacientes, que os algoritmos de IA analisam para atualizar a sua compreensão e melhorar as previsões futuras.

9. Planeamento do tratamento a longo prazo: A monitorização longitudinal ajuda os ortodontistas a tomar decisões de planeamento do tratamento a longo prazo. Ao considerar a evolução dos dados e do progresso do paciente, os ortodontistas podem ajustar os planos de tratamento, prever quando serão atingidos marcos específicos e otimizar a estratégia global de tratamento para se alinhar com os objectivos do paciente.

A monitorização longitudinal com recurso à IA no diagnóstico ortodôntico garante que os ortodontistas têm acesso a informações em tempo real, recomendações baseadas em provas e capacidades de modelação preditiva para acompanhar o progresso do tratamento e tomar decisões informadas ao longo do curso dos cuidados ortodônticos. Esta abordagem aumenta a precisão, a eficiência e a natureza centrada no paciente do diagnóstico ortodôntico e do planeamento do tratamento.

Avaliação de risco utilizando inteligência artificial no diagnóstico ortodôntico

A avaliação de riscos utilizando a inteligência artificial (IA) no diagnóstico ortodôntico envolve a aplicação de algoritmos de IA e modelos preditivos para identificar e avaliar potenciais riscos associados a condições ortodônticas, abordagens de tratamento e caraterísticas do paciente. Ao analisar os dados dos pacientes e os resultados históricos dos tratamentos, a IA pode ajudar os ortodontistas a avaliar e mitigar os riscos, conduzindo, em última análise, a decisões de tratamento mais informadas. Eis os principais aspectos da avaliação de riscos utilizando a IA no diagnóstico ortodôntico:

1. Identificação de factores de risco: Os algoritmos de IA analisam dados específicos do paciente, incluindo caraterísticas dentárias e esqueléticas, historial médico e informações demográficas, para identificar factores de risco associados a condições ortodônticas. Estes factores de risco podem incluir a idade, a gravidade da má oclusão, a presença de anomalias dentárias ou condições de saúde sistémicas.

2. Modelação preditiva: Os modelos de IA utilizam técnicas de aprendizagem automática para desenvolver modelos preditivos que estimam a probabilidade de ocorrência de riscos específicos durante o tratamento ortodôntico. Estes modelos têm em conta as caraterísticas individuais do paciente e o plano de tratamento para gerar avaliações de risco.

3. Otimização do planeamento do tratamento: Os algoritmos de IA podem otimizar o planeamento do tratamento, incorporando avaliações de risco no processo de tomada de decisão. Os ortodontistas podem introduzir os dados do paciente e o sistema de IA pode sugerir modificações no tratamento ou abordagens alternativas para atenuar os riscos identificados, atingindo simultaneamente os objectivos do tratamento.

4. Intervenção precoce: A avaliação de risco utilizando a IA pode ajudar os ortodontistas a identificar potenciais complicações ou desafios no início do processo de tratamento. Ao reconhecer pacientes ou cenários de alto risco, os ortodontistas podem abordar os problemas de forma proactiva e ajustar os planos de tratamento em conformidade.

5. Previsão dos resultados do tratamento: Os modelos de IA podem prever os resultados do tratamento e avaliar o potencial impacto dos riscos identificados nesses resultados. Os ortodontistas podem utilizar esta informação para definir expectativas realistas dos pacientes e efetuar os ajustes necessários ao tratamento para obter os melhores resultados possíveis.

6. Feedback em tempo real: Os sistemas de IA fornecem feedback em tempo real aos ortodontistas durante as fases de diagnóstico e planeamento do tratamento. Os ortodontistas podem introduzir os dados do paciente e receber avaliações de risco e recomendações instantâneas com base no perfil do paciente e nos objectivos do tratamento.

7. Priorização dos riscos do tratamento: A IA pode ajudar a priorizar os riscos relacionados ao tratamento com base em sua gravidade e impacto potencial sobre o paciente. Isso permite que os ortodontistas se concentrem em abordar os riscos mais críticos, considerando o plano geral de tratamento.

8. Percepções baseadas em dados: Os algoritmos de IA analisam grandes conjuntos de dados de informações de pacientes e resultados de tratamentos para identificar padrões e correlações relacionados com riscos específicos. Os ortodontistas podem obter informações a partir destas avaliações baseadas em dados para tomar decisões mais informadas.

9. Colaboração Interdisciplinar: A avaliação de risco com recurso à IA pode facilitar a colaboração interdisciplinar entre ortodontistas e outros especialistas em medicina dentária. Ao partilhar avaliações de risco e conhecimentos, os profissionais podem trabalhar em conjunto para desenvolver planos de tratamento abrangentes para casos complexos.

10. Considerações éticas: Os sistemas de avaliação de riscos baseados em IA dão prioridade a considerações éticas, incluindo a privacidade dos doentes e o consentimento informado. Os doentes devem ser informados sobre os riscos associados ao seu tratamento e os seus dados devem ser tratados com estrita confidencialidade.

A avaliação de riscos com recurso à IA no diagnóstico ortodôntico melhora a qualidade dos cuidados prestados aos doentes, ajudando os ortodontistas a identificar e a gerir os potenciais riscos de forma mais eficaz. Ao tirar partido das capacidades preditivas da IA e da análise de dados, os ortodontistas podem tomar decisões mais informadas, otimizar os planos de tratamento e melhorar a segurança dos pacientes e os resultados do tratamento.

INTELIGÊNCIA ARTIFICIAL NO PLANEAMENTO DO TRATAMENTO ORTODÔNTICO

A Inteligência Artificial (IA) surgiu como uma ferramenta poderosa no planeamento do tratamento ortodôntico, oferecendo conhecimentos valiosos e melhorando a precisão e a eficiência do processo de planeamento. Os algoritmos de IA podem analisar os dados dos pacientes, incorporar diretrizes baseadas em evidências e fornecer aos ortodontistas recomendações de tratamento personalizadas. Eis os principais aspectos da IA no planeamento do tratamento ortodôntico:

1. Análise e integração de dados: Os algoritmos de IA podem processar e analisar grandes volumes de dados de pacientes, incluindo registos dentários, imagens de diagnóstico, historial médico e resultados de tratamentos. Ao integrar estes dados, a IA pode identificar padrões e correlações, ajudando os ortodontistas a tomar decisões informadas no planeamento do tratamento.

2. Simulação e visualização de tratamentos: O software alimentado por IA pode gerar simulações virtuais dos resultados do tratamento com base em dados específicos do paciente. Os ortodontistas podem introduzir vários parâmetros de tratamento, tais como movimentos dentários, escolhas de aparelhos e duração do tratamento, e visualizar os resultados previstos. Isto ajuda no planeamento do tratamento e facilita a comunicação com o paciente, fornecendo uma representação visual do tratamento proposto.

3. Modelação preditiva: A IA pode utilizar técnicas de aprendizagem automática para desenvolver modelos preditivos para o planeamento do tratamento. Ao analisar os dados históricos do tratamento e as caraterísticas do paciente, os algoritmos de IA podem prever os resultados do tratamento e avaliar a eficácia das diferentes abordagens de tratamento. Isto ajuda os ortodontistas a selecionar o plano de tratamento mais adequado para cada doente.

4. Otimização e apoio à decisão: Os algoritmos de IA podem otimizar o planeamento do tratamento, considerando múltiplas variáveis e restrições. Ao ter em conta factores como os objectivos do tratamento, as preferências do paciente, as caraterísticas esqueléticas e os parâmetros oclusais, a IA pode ajudar os ortodontistas a tomar decisões baseadas em evidências e a formular planos de tratamento personalizados.

5. Seleção automatizada de aparelhos: A IA pode ajudar na seleção de aparelhos ortodônticos através da análise de factores específicos do paciente e dos objectivos do tratamento. Ao considerar factores como a gravidade da má oclusão, a morfologia dentária e as preferências de tratamento, os algoritmos de IA podem recomendar os aparelhos mais adequados para obter os melhores resultados de tratamento.

6. Monitorização e ajustamentos do tratamento: A IA pode ajudar a monitorizar o progresso do tratamento e sugerir ajustamentos, se necessário. Ao analisar os dados do tratamento, incluindo avaliações clínicas e resultados comunicados pelos doentes, os algoritmos de IA podem identificar desvios do plano de tratamento e fornecer recomendações para correcções ou modificações intermédias.

7. Sistemas de apoio à decisão clínica: Os sistemas de apoio à decisão clínica alimentados por IA podem fornecer aos ortodontistas orientações e recomendações em tempo real durante o processo de planeamento do tratamento. Estes sistemas podem integrar diretrizes clínicas, provas de investigação e dados específicos do paciente para ajudar na tomada de decisões e garantir a adesão às melhores práticas.

A integração da IA no planeamento do tratamento ortodôntico pode aumentar a precisão, a eficiência e a centralização do processo no paciente. No entanto, é importante notar que a IA deve aumentar e apoiar a experiência dos ortodontistas, em vez de substituir o seu julgamento clínico. Os ortodontistas continuam a ser essenciais na revisão e validação das recomendações geradas pela IA para garantir a segurança do paciente e os melhores resultados do tratamento.

Análise de dados e integração da inteligência artificial no planeamento do tratamento ortodôntico

A análise e integração de dados utilizando a inteligência artificial (IA) no planeamento do tratamento ortodôntico envolvem a recolha, processamento e utilização sistemáticos dos dados dos doentes para otimizar o planeamento e a execução dos tratamentos ortodônticos. Eis os principais aspectos da análise e integração de dados utilizando a IA no planeamento do tratamento ortodôntico:

1. Recolha de dados: Os dados ortodônticos abrangem uma vasta gama de informações, incluindo dados demográficos do paciente, registos dentários, imagens de diagnóstico (por exemplo, raios X, exames intra-orais), historial médico e objectivos de tratamento. Os sistemas de IA recolhem e centralizam estes dados para análise.

2. Pré-processamento de dados: Os algoritmos de IA pré-processam os dados recolhidos para os limpar, normalizar e organizar para análise. Isto envolve tarefas como a redução de ruído, o melhoramento de imagens e a normalização de dados para garantir a consistência dos dados.

3. Integração de dados: A IA integra dados de várias fontes e formatos, criando um perfil de paciente unificado e abrangente. A integração permite aos ortodontistas aceder a todas as informações relevantes a partir de uma única fonte, simplificando o processo de planeamento do tratamento.

4. Modelação preditiva: Os modelos de IA utilizam dados históricos e técnicas de aprendizagem automática para desenvolver modelos preditivos para o planeamento do tratamento. Estes modelos podem prever os resultados do tratamento, prever os movimentos dos dentes e estimar a duração do tratamento com base em dados específicos do paciente.

5. Otimização do plano de tratamento: Os algoritmos de IA optimizam os planos de tratamento tendo em conta os dados do paciente, os objectivos do tratamento e as diretrizes clínicas. Os ortodontistas podem introduzir informações sobre o paciente e o sistema de IA pode sugerir modalidades de tratamento, escolhas de aparelhos e sequências de tratamento que se alinham com os resultados desejados.

6. Personalização: O planeamento do tratamento baseado na IA tem em conta as caraterísticas e preferências individuais de cada doente. Ao analisar os dados do paciente, a IA pode adaptar os planos de tratamento às necessidades e expectativas específicas do paciente.

7. Apoio à decisão clínica: Os sistemas de IA fornecem apoio à decisão aos ortodontistas, oferecendo recomendações baseadas em provas para o planeamento do tratamento. Os ortodontistas podem tirar partido destas recomendações para tomar decisões informadas e selecionar as opções de tratamento mais adequadas.

8. Colaboração interdisciplinar: O planeamento do tratamento baseado na IA pode facilitar a colaboração entre ortodontistas, cirurgiões orais, protésicos e outros especialistas em medicina dentária. Ao partilhar os dados dos pacientes e os planos de tratamento, os profissionais de diferentes disciplinas podem coordenar os cuidados em casos complexos.

9. Visualizações : Os sistemas de IA podem gerar visualizações dos planos de tratamento e dos resultados esperados, ajudando os ortodontistas e os pacientes a compreender melhor os tratamentos propostos. As ajudas visuais podem melhorar a comunicação e o envolvimento dos pacientes.

10. Garantia de qualidade: A IA pode ajudar na garantia de qualidade, comparando os planos de tratamento com as diretrizes clínicas estabelecidas e as melhores práticas. Isto assegura que os planos de tratamento cumprem as normas da indústria e maximizam a probabilidade de resultados bem sucedidos.

11. Segurança e privacidade dos dados: a proteção dos dados dos doentes é fundamental. Os sistemas de IA têm de aderir a protocolos rigorosos de segurança e privacidade dos dados para salvaguardar as informações dos doentes e cumprir os regulamentos relativos aos cuidados de saúde.

12. Actualizações e aprendizagem: os modelos de IA aprendem continuamente com novos dados e resultados de tratamentos, aperfeiçoando as suas capacidades de previsão e recomendações de planeamento de tratamentos ao longo do tempo. O feedback dos ortodontistas sobre o sucesso e os desafios do tratamento contribui para este processo de aprendizagem.

A análise e a integração de dados utilizando a IA no planeamento do tratamento ortodôntico melhoram a precisão, a eficiência e a personalização dos planos de tratamento. Ao aproveitar o poder da IA para analisar e tirar partido dos dados dos pacientes, os ortodontistas podem otimizar as decisões de planeamento do tratamento, melhorar os resultados dos pacientes e proporcionar uma maior qualidade de cuidados.

Simulação e visualização de tratamentos IA em ortodontia para Planeamento de tratamentos

A simulação e a visualização do tratamento utilizando a inteligência artificial (IA) em ortodontia para o planeamento do tratamento envolvem a criação de planos de tratamento virtuais que permitem aos ortodontistas visualizar e prever os resultados dos tratamentos ortodônticos. Estas simulações ajudam a desenvolver planos de tratamento, a melhorar a comunicação com o paciente e a tomar decisões informadas. Aqui estão os principais aspectos da simulação e visualização do tratamento usando IA em ortodontia:

1. Planeamento de tratamento virtual: A simulação de tratamento com IA começa com a criação de modelos virtuais 3D da anatomia oral de um paciente. Isto envolve a digitalização de registos dentários, imagens de diagnóstico (como radiografias ou exames intra-orais) e outros dados específicos do paciente.

2. Simulação de aparelhos ortodônticos: Os algoritmos de IA simulam a aplicação e os efeitos de vários aparelhos ortodônticos, como aparelhos ortodônticos, alinhadores ou aparelhos funcionais. Os ortodontistas podem visualizar o impacto que estes aparelhos terão no movimento, alinhamento e oclusão dos dentes.

3. Movimento dentário preditivo: Os algoritmos de IA prevêem como os dentes individuais se irão mover durante o tratamento com base em princípios biomecânicos e dados históricos. Os ortodontistas podem antecipar a sequência e a direção do movimento dos dentes, ajudando no planeamento do tratamento e na conceção da mecânica.

4. Análise da oclusão: A simulação do tratamento avalia e visualiza as relações oclusais entre os dentes superiores e inferiores ao longo do tratamento. Os algoritmos de IA podem prever alterações no alinhamento da mordida, forças oclusais e potenciais interferências, ajudando os ortodontistas a identificar e resolver problemas oclusais.

5. Análise estética: A simulação de tratamento baseada em IA avalia as alterações estéticas na aparência dentária e facial resultantes do tratamento ortodôntico. Os ortodontistas podem avaliar o impacto que o tratamento terá no sorriso do paciente, no perfil facial e na estética geral.

6. Acompanhamento do progresso: A simulação baseada em IA permite que os ortodontistas acompanhem e visualizem o progresso do tratamento ortodôntico ao longo do tempo. Os ortodontistas podem comparar o plano de tratamento virtual inicial com modelos actualizados para avaliar os movimentos dentários alcançados, os marcos e a trajetória do tratamento.

7. Comunicação com o paciente: A simulação do tratamento melhora a comunicação com o paciente ao fornecer representações visuais dos resultados do tratamento proposto. Os ortodontistas podem mostrar aos pacientes as alterações previstas no seu sorriso, no alinhamento dos dentes e na estética facial. Isto ajuda o paciente a compreender, a criar expectativas e a partilhar a tomada de decisões.

8. Colaboração interdisciplinar: A simulação de tratamento baseada em IA pode facilitar a colaboração entre diferentes especialistas dentários, como ortodontistas, cirurgiões orais e protésicos. Ao partilhar planos de tratamento e simulações virtuais, os profissionais podem colaborar em casos complexos e tomar coletivamente decisões de tratamento bem informadas.

9. Planejamento otimizado do tratamento: A simulação de tratamento ajuda os ortodontistas a tomar decisões baseadas em evidências, a personalizar os planos de tratamento e a otimizar as abordagens de tratamento para pacientes individuais. Os ortodontistas podem explorar vários cenários de tratamento e selecionar as estratégias mais eficazes e eficientes.

10. Consentimento informado: A visualização do processo de tratamento e dos resultados esperados através de simulação ajuda a obter o consentimento informado dos doentes. Os doentes podem compreender melhor o tratamento proposto e ter expectativas realistas relativamente às alterações na sua aparência dentária e facial.

A simulação e visualização do tratamento utilizando IA em ortodontia revolucionam o planeamento do tratamento, o envolvimento do paciente e os processos de tomada de decisão. Ao fornecer uma representação visual dos resultados do tratamento e ajudar na previsão dos movimentos dentários, os ortodontistas podem tomar decisões mais informadas, personalizar os planos de tratamento e melhorar a experiência do paciente. É importante notar que a simulação de tratamento é uma ferramenta para auxiliar o julgamento clínico e deve ser usada em conjunto com a experiência dos ortodontistas.

IA de modelação preditiva em ortodontia para planeamento do tratamento

A modelação preditiva utilizando a inteligência artificial (IA) em ortodontia para o planeamento do tratamento envolve o desenvolvimento de algoritmos e modelos que podem prever os resultados do tratamento, estimar os movimentos dentários e fornecer informações sobre o sucesso provável de várias intervenções ortodônticas. Estes modelos aproveitam os dados específicos do paciente para fazer previsões, ajudando os ortodontistas a planear e otimizar as abordagens de tratamento. Eis os principais aspectos da modelação preditiva utilizando a IA em ortodontia para o planeamento do tratamento:

1. Recolha de dados: Os modelos preditivos orientados para o Al requerem o acesso a dados abrangentes do paciente, incluindo registos dentários, imagens de diagnóstico (por exemplo, raios X, exames intra-orais), historial médico e objectivos do tratamento. A recolha de dados também pode incluir resultados de tratamentos históricos e caraterísticas do paciente.

2. Pré-processamento de dados: Os dados dos doentes são pré-processados para os limpar, normalizar e organizar para análise. Este passo envolve tarefas como a redução do ruído, o melhoramento da imagem e a normalização dos dados para garantir a qualidade e a consistência dos dados.

3. Extração de caraterísticas: Os algoritmos de IA identificam e extraem caraterísticas ou variáveis relevantes dos dados do paciente que são cruciais para prever os resultados do tratamento. Estas caraterísticas podem incluir posições dos dentes, relações oclusais, forma da arcada dentária, entre outras.

4. Modelos de aprendizagem automática: A modelação preditiva utiliza normalmente algoritmos de aprendizagem automática, como regressão, árvores de decisão, florestas aleatórias ou aprendizagem profunda (por exemplo, redes neuronais). Estes modelos analisam os dados dos doentes e geram modelos preditivos baseados em padrões e relações dentro dos dados.

5. Previsões específicas do paciente: Os modelos de previsão têm em conta as caraterísticas únicas de cada paciente, incluindo as caraterísticas dentárias e esqueléticas, o historial de tratamento e os objectivos do tratamento. Como resultado, as previsões são adaptadas às necessidades e condições específicas de cada paciente.

6. Previsões de movimento dentário: Os modelos orientados por IA podem estimar como os dentes individuais se moverão durante o curso do tratamento. Ao considerar factores como as posições iniciais dos dentes, o tipo de aparelho e a duração do tratamento, estes modelos fornecem informações sobre a sequência e a magnitude dos movimentos dentários.

7. Estimativas da duração do tratamento: Os modelos preditivos podem estimar a duração do tratamento ortodôntico com base nos movimentos dentários esperados e nas modalidades de tratamento. Esta informação ajuda os ortodontistas a definir calendários de tratamento e expectativas realistas.

8. Avaliação dos resultados do tratamento: Os modelos preditivos avaliam os resultados prováveis do tratamento, incluindo a oclusão final, o alinhamento dos dentes e a estética facial. Os ortodontistas podem utilizar estas previsões para avaliar o sucesso antecipado do plano de tratamento e efetuar ajustes, se necessário.

9. Análise de sensibilidade: Os modelos de IA podem efetuar análises de sensibilidade para avaliar o impacto de parâmetros de tratamento variáveis nos resultados previstos. Os ortodontistas podem explorar diferentes cenários de tratamento e avaliar a forma como as alterações nas variáveis de tratamento afectam os resultados previstos.

10. Feedback em tempo real: Os modelos preditivos oferecem feedback em tempo real aos ortodontistas durante a fase de planeamento do tratamento. Os ortodontistas podem introduzir os dados do paciente e receber previsões instantâneas, ajudando na tomada de decisões e na otimização do plano de tratamento.

11. Aprendizagem contínua: Os modelos preditivos aprendem com os dados dos novos pacientes e com os resultados do tratamento, melhorando a sua precisão e fiabilidade ao longo do tempo. O feedback dos ortodontistas sobre o sucesso do tratamento, complicações ou eventos inesperados contribui para o aperfeiçoamento do modelo.

A modelação preditiva com recurso à IA em ortodontia aumenta a precisão e a eficácia do planeamento do tratamento. Ao tirar partido dos dados específicos dos pacientes e das técnicas de aprendizagem automática, os ortodontistas podem tomar decisões mais informadas, otimizar os planos de tratamento e melhorar os cuidados prestados aos pacientes, definindo expectativas realistas e alcançando resultados de tratamento previsíveis.

Otimização e IA de decisão em ortodontia para planeamento do tratamento

A otimização e o apoio à decisão utilizando a inteligência artificial (IA) em ortodontia para o planeamento do tratamento envolvem a utilização de algoritmos e modelos para ajudar os ortodontistas a tomar decisões informadas e a otimizar os planos de tratamento. Estas ferramentas baseadas em IA consideram vários factores específicos do paciente, objectivos de tratamento e diretrizes clínicas para recomendar as estratégias de tratamento mais eficazes e eficientes. Eis os principais aspectos da otimização e do apoio à decisão utilizando a IA em ortodontia para o planeamento do tratamento:

1. Integração de dados: Os sistemas de IA recolhem e integram dados do paciente, incluindo registos dentários, imagens de diagnóstico, historial médico e objectivos de tratamento. Este repositório de dados centralizado fornece uma visão abrangente da condição ortodôntica do paciente.

2. Definição do objetivo de tratamento: Os ortodontistas introduzem objectivos de tratamento, tais como o alinhamento dentário desejado, as relações oclusais e os objectivos estéticos. Os algoritmos de IA consideram estes objectivos como factores críticos no planeamento do tratamento.

3. Diretrizes clínicas: Os modelos de IA são treinados em diretrizes clínicas estabelecidas e nas melhores práticas em ortodontia. Têm em conta estas diretrizes para garantir que os planos de tratamento estão em conformidade com as normas da indústria.

4. Recomendações específicas para o doente: Os sistemas de apoio à decisão orientados por IA geram recomendações de tratamento específicas para o paciente com base nos dados recolhidos, objectivos e diretrizes clínicas. Estas recomendações podem incluir modalidades de tratamento, opções de aparelhos e sequências de tratamento.

5. Otimização do plano de tratamento: Os algoritmos de IA optimizam os planos de tratamento, considerando uma série de variáveis de tratamento, como o tipo de aparelho, a duração do tratamento e os ajustes. Os ortodontistas podem explorar diferentes cenários para encontrar a abordagem de tratamento mais eficiente e eficaz.

6. Análise custo-benefício: As ferramentas de apoio à decisão podem efetuar análises de custo-benefício, considerando os potenciais custos e benefícios associados a diferentes opções de tratamento. Os ortodontistas podem tomar decisões informadas tendo em conta factores económicos.

7. Avaliação dos riscos: Os modelos de IA avaliam os riscos potenciais associados a cada plano de tratamento. Os ortodontistas podem utilizar estas avaliações de risco para mitigar potenciais problemas e otimizar a estratégia global de tratamento.

8. Modelação Preditiva: As ferramentas de apoio à decisão utilizam a modelação preditiva para estimar os resultados do tratamento e prever os movimentos dentários. Os ortodontistas podem utilizar estas previsões para definir expectativas realistas dos pacientes e ajustar os planos de tratamento, se necessário.

9. Colaboração interdisciplinar: Os sistemas de apoio à decisão baseados em IA facilitam a colaboração entre diferentes especialistas em medicina dentária. Ao partilhar planos de tratamento e recomendações, os profissionais de várias disciplinas podem coordenar os cuidados para casos complexos.

10. Visualizações: As ferramentas de apoio à decisão podem gerar representações visuais dos planos de tratamento e dos resultados esperados. Estas ajudas visuais ajudam os ortodontistas e os pacientes a compreender melhor os tratamentos propostos, melhorando a comunicação e o envolvimento dos pacientes.

11. Feedback em tempo real: Os sistemas de IA oferecem feedback em tempo real aos ortodontistas durante a fase de planeamento do tratamento. Os ortodontistas podem introduzir dados dos pacientes e receber recomendações instantâneas, ajudando na tomada de decisões e na otimização do plano de tratamento.

12. Considerações éticas: As ferramentas de apoio à decisão dão prioridade a considerações éticas, incluindo a privacidade do doente e o consentimento informado. Os doentes devem ser informados sobre as opções de tratamento recomendadas e participar ativamente no processo de tomada de decisão.

A otimização e o apoio à decisão utilizando a IA em ortodontia permitem aos ortodontistas tomar decisões baseadas em provas e centradas no paciente, optimizando simultaneamente os planos de tratamento para obter os melhores resultados possíveis. Estas ferramentas melhoram a precisão, a eficiência e a personalização do planeamento do tratamento ortodôntico, conduzindo, em última análise, a uma melhoria dos cuidados e da satisfação do paciente.

IA de seleção automatizada de aparelhos em ortodontia para planeamento do tratamento

A seleção automatizada de aparelhos utilizando inteligência artificial (IA) em ortodontia para o planeamento do tratamento envolve a utilização de algoritmos e modelos de IA para recomendar os aparelhos ortodônticos mais adequados, tais como aparelhos, alinhadores ou aparelhos funcionais, para pacientes individuais, com base nas suas necessidades ortodônticas específicas e objectivos de tratamento. Eis os principais aspectos da seleção automatizada de aparelhos utilizando a IA em ortodontia:

1. Recolha de dados: Os sistemas de IA recolhem dados abrangentes do paciente, incluindo registos dentários, imagens de diagnóstico (por exemplo, radiografias, exames intra-orais), historial médico e objectivos do tratamento. Estes dados servem de base para a seleção de aparelhos.

2. Diagnóstico ortodôntico: Os algoritmos de IA efectuam o diagnóstico ortodôntico através da análise dos dados do paciente para avaliar as condições dentárias e esqueléticas, as relações oclusais e os objectivos do tratamento. Este diagnóstico orienta o processo de seleção do aparelho.

3. Definição do objetivo de tratamento: Os ortodontistas especificam os objectivos de tratamento pretendidos, tais como o alinhamento dos dentes, a correção da mordida ou objectivos estéticos. Estes objectivos são considerados quando se recomendam aparelhos.

4. Diretrizes clínicas: Os modelos de IA são treinados em diretrizes clínicas estabelecidas e nas melhores práticas em ortodontia. Seguem estas diretrizes para garantir que as recomendações de aparelhos estão em conformidade com as normas da indústria.

5. Opções de aparelhos: O sistema de IA considera uma gama de aparelhos ortodônticos, incluindo aparelhos tradicionais, alinhadores transparentes, aparelhos linguais e outros. Avalia a adequação de cada tipo de aparelho com base no diagnóstico do paciente e nos objectivos do tratamento.

6. Recomendações específicas para o paciente: Com base nos dados recolhidos, nos objectivos de tratamento e nas diretrizes clínicas, o sistema orientado por IA gera recomendações de aparelhos específicas para cada paciente. Estas recomendações têm em conta as necessidades e condições únicas de cada paciente.

7. Personalização: A seleção automatizada de aparelhos pode envolver a personalização do aparelho selecionado para se adaptar à anatomia específica do paciente e ao plano de tratamento. Por exemplo, os alinhadores transparentes podem ser adaptados para lidar com movimentos dentários específicos.

8. Análise de custo-benefício: Os algoritmos de IA podem efetuar análises de custo-benefício, considerando factores como o custo do aparelho, a duração do tratamento e os resultados esperados. Os ortodontistas podem tomar decisões informadas tendo em conta factores económicos.

9. Avaliação dos riscos: O sistema avalia os potenciais riscos e benefícios associados a cada opção de aparelho. Os ortodontistas podem utilizar estas avaliações para selecionar aparelhos que reduzam os potenciais problemas e optimizem os planos de tratamento.

10. Modelação preditiva: A seleção de aparelhos orientada por IA utiliza a modelação preditiva para estimar os resultados do tratamento e prever os movimentos dentários associados a cada aparelho. Esta informação ajuda os ortodontistas a definir expectativas realistas para os pacientes e a planear o tratamento em conformidade.

11. Colaboração interdisciplinar: A seleção de aparelhos baseada em IA pode facilitar a colaboração entre diferentes especialistas dentários. Ao partilhar recomendações de aparelhos e planos de tratamento, os profissionais de várias disciplinas podem coordenar os cuidados em casos complexos.

12. Educação do paciente: O sistema fornece materiais educacionais e visualizações para ajudar os pacientes a compreender o aparelho recomendado e o processo de tratamento esperado. Isto melhora a comunicação e o envolvimento do paciente.

13. Feedback em tempo real: Os ortodontistas recebem feedback em tempo real durante o processo de seleção do aparelho. Podem introduzir os dados do paciente e receber recomendações instantâneas de aparelhos, ajudando na tomada de decisões e na otimização do plano de tratamento.

A seleção automatizada de aparelhos utilizando IA em ortodontia simplifica o processo de planeamento do tratamento, assegura que as escolhas de aparelhos se alinham com as necessidades do paciente e os objectivos do tratamento, e melhora a eficiência e a precisão dos cuidados ortodônticos. Também ajuda os ortodontistas a fornecer opções de tratamento personalizadas e baseadas em evidências aos seus pacientes.

Monitorização e Ajustes do Tratamento Inteligência Artificial em Ortodontia para Planeamento do Tratamento

A monitorização e os ajustes do tratamento utilizando a inteligência artificial (IA) em ortodontia para o planeamento do tratamento envolvem a avaliação contínua do progresso ortodôntico de um paciente e a aplicação de algoritmos de IA para recomendar as modificações necessárias ao plano de tratamento. Esta abordagem garante que o tratamento se mantém no caminho certo e que quaisquer desvios ou desafios são prontamente resolvidos. Eis os principais aspectos da monitorização e dos ajustes do tratamento utilizando a IA em ortodontia:

1. Integração de dados: Os sistemas de IA integram e analisam os dados do paciente, incluindo imagens de diagnóstico, registos dentários e planos de tratamento. Este repositório de dados centralizado fornece uma visão abrangente do historial ortodôntico do paciente e do estado atual do tratamento.

2. Acompanhamento do progresso em tempo real: Os algoritmos de IA acompanham e monitorizam continuamente o progresso do tratamento ortodôntico em tempo real. Isto inclui a avaliação dos movimentos dentários, alterações oclusais e outros factores relevantes.

3. Modelação preditiva: Os modelos de IA utilizam dados históricos dos doentes e técnicas de aprendizagem automática para desenvolver modelos preditivos para a progressão do tratamento. Estes modelos estimam os resultados esperados do tratamento com base no progresso atual e em factores específicos do doente.

4. Recomendações de ajuste do tratamento: Com base na análise do progresso do tratamento e nos modelos preditivos, os sistemas de IA geram recomendações de ajuste do tratamento. Estas recomendações podem incluir modificações nas definições dos aparelhos, na mecânica do tratamento ou alterações na programação.

5. Colaboração interdisciplinar: A monitorização do tratamento orientada por IA pode facilitar a colaboração entre ortodontistas, cirurgiões orais e outros especialistas dentários. Ao partilhar dados sobre o progresso do tratamento e recomendações de ajuste, os profissionais podem coordenar os cuidados para casos complexos.

6. Avaliação dos riscos: Os modelos de IA avaliam os potenciais riscos associados ao tratamento em curso. Podem identificar factores de risco para complicações ou resultados de tratamento abaixo do ideal, permitindo aos ortodontistas tomar medidas preventivas.

7. Ajustes específicos do paciente: As recomendações baseadas em IA são específicas para cada paciente e consideram as caraterísticas individuais e os objectivos do tratamento. Esta personalização garante que os ajustes se alinham com as necessidades únicas de cada paciente.

8. Otimização do plano de tratamento: Os ortodontistas podem utilizar recomendações geradas por IA para otimizar o plano de tratamento global, assegurando que este se mantém alinhado com as metas e objectivos do tratamento.

9. Feedback em tempo real: Os ortodontistas recebem feedback em tempo real durante o processo de monitorização do tratamento. Podem introduzir dados actualizados do paciente, tais como imagens de diagnóstico ou registos de progresso, e receber recomendações de ajuste instantâneas, ajudando na tomada de decisões.

10. Envolvimento dos doentes: Os sistemas de IA podem fornecer aos doentes visualizações e actualizações do progresso, melhorando o seu envolvimento e compreensão do processo de tratamento. Isto promove uma melhor comunicação entre ortodontistas e pacientes.

11. Aprendizagem contínua: Os modelos de IA aprendem continuamente com os dados dos novos pacientes e com os resultados dos tratamentos, aperfeiçoando as suas capacidades de previsão e as recomendações de ajuste ao longo do tempo. O feedback dos ortodontistas sobre o sucesso e os desafios do tratamento contribui para o aperfeiçoamento do modelo.

12. Considerações éticas: A monitorização do tratamento utilizando IA dá prioridade a considerações éticas, incluindo a privacidade do doente e o consentimento informado. Os doentes devem ser informados sobre quaisquer ajustes ao plano de tratamento e participar ativamente na tomada de decisões.

A monitorização e os ajustes do tratamento com recurso à IA em ortodontia ajudam os ortodontistas a manter a eficácia do tratamento, a enfrentar os desafios emergentes e a otimizar os cuidados ao paciente. Ao fornecer informações em tempo real e recomendações personalizadas, a IA melhora a precisão e a eficiência do planeamento e execução do tratamento ortodôntico.

Sistemas de Apoio à Decisão Clínica Inteligência Artificial em Ortodontia para Planeamento do Tratamento

Os sistemas de apoio à decisão clínica (CDSS) que utilizam a inteligência artificial (IA) em ortodontia para o planeamento do tratamento fornecem aos ortodontistas recomendações baseadas em provas e conhecimentos para melhorar a tomada de decisões ao longo do processo de tratamento. Estes sistemas tiram partido dos algoritmos de IA e dos dados específicos dos pacientes para melhorar a precisão, a eficiência e a qualidade dos cuidados ortodônticos. Eis os principais aspectos dos CDSS em ortodontia para o planeamento do tratamento:

1. Integração de dados: Os CDSSs recolhem e integram dados de pacientes de várias fontes, incluindo registos dentários, imagens de diagnóstico (por exemplo, raios X, exames intra-orais), historial médico e objectivos de tratamento. Este repositório de dados centralizado constitui a base para o apoio à decisão.

2. Diagnóstico ortodôntico: Os algoritmos de IA analisam os dados do paciente para avaliar as condições dentárias e esqueléticas, as relações oclusais e os objectivos do tratamento. Este diagnóstico serve de base ao planeamento do tratamento e ao apoio à decisão.

3. Definição do objetivo de tratamento: Os ortodontistas especificam os objectivos de tratamento pretendidos, tais como o alinhamento dos dentes, as correcções oclusais e os objectivos estéticos. Estes objectivos são tidos em conta na elaboração das recomendações de tratamento.

4. Diretrizes clínicas: Os CDSSs aderem às diretrizes clínicas estabelecidas e às melhores práticas em ortodontia. Asseguram que os planos de tratamento e as recomendações estão em conformidade com as normas do sector.

5. Recomendações específicas para o paciente: Os CDSSs geram recomendações de tratamento específicas para cada paciente, com base nos dados recolhidos, nos objectivos do tratamento e nas diretrizes clínicas. Estas recomendações abrangem vários aspectos do tratamento, incluindo a seleção do aparelho, a mecânica do tratamento e os ajustes.

6. Seleção de aparelhos: Os CDSSs orientados por Al podem recomendar os aparelhos ortodônticos mais adequados, tais como aparelhos ortodônticos, alinhadores ou aparelhos funcionais, com base nas necessidades específicas do paciente e nos objectivos do tratamento.

7. Otimização do planeamento do tratamento: Os CDSSs optimizam os planos de tratamento considerando uma série de variáveis, incluindo o tipo de aparelho, a duração do tratamento e os ajustes. Os ortodontistas podem explorar diferentes cenários para identificar a abordagem de tratamento mais eficaz e eficiente.

8. Análise de custo-benefício: Os CDSSs podem realizar análises de custo-benefício, considerando factores como o custo do aparelho, a duração do tratamento e os resultados esperados. Os ortodontistas podem tomar decisões informadas tendo em conta factores económicos.

9. Avaliação dos riscos: Os CDSSs avaliam os potenciais riscos e benefícios associados a cada plano de tratamento. Os ortodontistas podem utilizar estas avaliações para mitigar potenciais problemas e otimizar a estratégia global de tratamento.

10. Modelação Preditiva: Os CDSSs utilizam a modelação preditiva para estimar os resultados do tratamento, os movimentos dentários e as alterações oclusais associadas a cada plano de tratamento. Esta informação ajuda os ortodontistas a definir expectativas realistas para os pacientes e a efetuar os ajustes necessários.

11. Colaboração interdisciplinar: Os CDSSs facilitam a colaboração entre diferentes especialistas em medicina dentária. Ao partilhar planos de tratamento e recomendações, os profissionais de várias disciplinas podem coordenar os cuidados para casos complexos.

12. Educação do paciente: Os CDSS fornecem materiais educativos e visualizações para ajudar os doentes a compreender o tratamento recomendado e o processo de tratamento previsto. Isto melhora a comunicação e o envolvimento dos doentes.

13. Feedback em tempo real: Os ortodontistas recebem feedback em tempo real durante as fases de planeamento e execução do tratamento. Podem introduzir dados do doente e receber recomendações de tratamento instantâneas, ajudando na tomada de decisões e na otimização do plano de tratamento.

Os CDSSs que utilizam IA em ortodontia melhoram a precisão, a eficiência e a personalização do planeamento e execução do tratamento. Ao fornecerem recomendações e conhecimentos baseados em evidências, os CDSSs ajudam os ortodontistas a tomarem decisões informadas e a optimizarem os cuidados com os pacientes para obterem melhores resultados de tratamento.

ORTODONTIA, COMO DIAGNÓSTICO DE IMPACÇÕES, PLANEAMENTO DO TRATAMENTO, PROGNÓSTICO E PROCEDIMENTO DE TRATAMENTO

A gestão de casos especiais pela IA em ortodontia, incluindo o diagnóstico de impacções, o planeamento do tratamento, o prognóstico e o procedimento de tratamento, representa um avanço significativo neste domínio. As ferramentas orientadas para a IA podem ajudar os ortodontistas a tratar casos complexos de forma eficiente e eficaz. Eis como a IA pode ajudar na gestão de tais casos:

1. Diagnóstico das impacções:

   - Análise de imagens: Os algoritmos de IA podem analisar imagens de diagnóstico, como radiografias panorâmicas ou exames CBCT, para detetar e classificar com precisão as impacções.
   - Deteção de anomalias: A IA pode identificar anomalias no desenvolvimento dos dentes ou nos padrões de erupção que podem levar a impacções.
   - Avaliação de risco: Os modelos baseados em IA avaliam os factores de risco associados às impacções, considerando factores como a posição do dente, a idade do paciente e o historial dentário.

2. Planeamento do tratamento:

   - Integração de dados do paciente: Os sistemas de IA integram dados específicos do doente, incluindo imagens de diagnóstico, registos dentários e historial médico, para criar um perfil abrangente do doente.
   - Modelação preditiva: A IA gera modelos preditivos que estimam a taxa de sucesso de várias opções de tratamento para impacções, como a exposição cirúrgica e o alinhamento ortodôntico.

- Planos de tratamento personalizados: A IA recomenda planos de tratamento personalizados com base nas caraterísticas únicas do paciente, garantindo que a abordagem escolhida se alinha com o caso específico.

3. Prognóstico:

- Previsão de resultados: Os modelos de IA prevêem os resultados prováveis do tratamento para casos de impacção. Os ortodontistas podem utilizar esta informação para definir expectativas realistas para os pacientes e tomar decisões informadas...

- Avaliação do risco de complicações: A IA avalia os potenciais riscos associados aos tratamentos de impactação, ajudando os ortodontistas a reduzir as complicações e a otimizar as estratégias de tratamento.

4. Procedimento de tratamento:

- Orientação cirúrgica: A IA pode ajudar os cirurgiões orais fornecendo guias cirúrgicos em 3D com base em exames CBCT, garantindo procedimentos cirúrgicos precisos para dentes impactados.

- Mecânica ortodôntica: A IA oferece recomendações sobre mecânica e aparelhos ortodônticos para facilitar o movimento e o alinhamento dos dentes em casos de impactação.

- Monitorização em tempo real: A IA pode monitorizar o progresso do tratamento e fornecer feedback em tempo real durante o procedimento de tratamento, ajudando os ortodontistas a efetuar os ajustes necessários.

5. Colaboração interdisciplinar:

- A IA incentiva a colaboração entre ortodontistas, cirurgiões orais e outros especialistas envolvidos em casos de impactação. Facilita a partilha de planos de tratamento, actualizações de progresso e recomendações.

6. Aprendizagem e melhoria contínuas:

- Os modelos de IA aprendem continuamente com os novos dados dos doentes e os resultados dos tratamentos, aperfeiçoando a sua precisão de diagnóstico, as capacidades de planeamento do tratamento e as previsões de prognóstico ao longo do tempo.

7. Educação dos doentes:

- As visualizações e os materiais educativos baseados em IA ajudam os doentes a compreender o diagnóstico de impactação, as opções de tratamento e os resultados esperados. Isto melhora a comunicação com o doente e a partilha de decisões.

8. Considerações éticas:

- Os sistemas de IA dão prioridade a considerações éticas, incluindo a privacidade dos doentes e o consentimento informado, assegurando que os dados dos doentes são tratados com confidencialidade e respeito pela autonomia.

A gestão de casos de impactação por IA em ortodontia simplifica o processo de diagnóstico, melhora a precisão do planeamento do tratamento e optimiza a experiência global de cuidados ao paciente. Essas ferramentas orientadas por IA ajudam os ortodontistas a obter melhores resultados de tratamento, garantindo que os pacientes recebam cuidados personalizados e baseados em evidências para problemas ortodônticos relacionados à impactação.

Inteligência artificial em ortodontia para exigências de extração

A IA em ortodontia pode desempenhar um papel crucial na determinação dos dentes que devem ser extraídos durante o tratamento ortodôntico. Essa decisão, conhecida como demanda de extração, é fundamental para alcançar os melhores resultados do tratamento. Veja como a IA pode ajudar a identificar quais dentes devem ser extraídos e quais dados são necessários durante o diagnóstico e o planejamento do tratamento:

1. Recolha de dados:

- Registos do paciente: São essenciais registos completos dos pacientes, incluindo o historial dentário, o historial médico e quaisquer tratamentos ortodônticos anteriores.
- Imagens de diagnóstico: Imagens de diagnóstico de alta qualidade, tais como radiografias (panorâmicas, cefalométricas e periapicais), tomografias computorizadas de feixe cónico (CBCT) e fotografias intra-orais, fornecem informações essenciais sobre as posições dos dentes, as relações oclusais e a estrutura óssea.
- Exame clínico: A IA deve ter em conta os resultados do exame clínico efectuado pelo ortodontista, incluindo a forma da arcada dentária, o apinhamento, o espaçamento, a sobressaliência, a sobremordida e quaisquer sinais de patologia.

2. Avaliação da impacção:

- Os algoritmos de IA podem avaliar a probabilidade de impacções dentárias, como caninos ou terceiros molares impactados, através da análise de imagens de diagnóstico e de dados específicos do doente.

- Os modelos preditivos podem estimar o risco de impactação com base em factores como a posição do dente, o desenvolvimento da raiz e o espaço disponível na arcada dentária.

3. Classificação da má oclusão:

- A IA pode classificar o tipo e a gravidade da má oclusão, o que é crucial para determinar as necessidades de extração. As classificações comuns incluem as más oclusões de Classe I, II e III de Angle.

- A IA também pode identificar caraterísticas específicas de má oclusão, como sobressaliência, sobremordida e discrepâncias da linha média.

4. Análise cefalométrica:

- A IA pode efetuar análises cefalométricas para avaliar as relações craniofaciais e determinar se as discrepâncias esqueléticas contribuem para a má oclusão.

- A análise pode envolver a avaliação de ângulos e medidas relacionados com o maxilar, a maxila e a mandíbula.

5. Posicionamento dos dentes e forma da arcada:

- Os algoritmos de IA podem avaliar as posições dos dentes na arcada dentária, incluindo rotações, inclinações e angulações.

- A análise da largura e forma da arcada ajuda a determinar se os problemas de apinhamento ou espaçamento podem ser resolvidos sem extracções.

6. Análise do espaço:

- A IA pode calcular o espaço disponível na arcada dentária e prever se as abordagens sem extração ou com base na extração são mais adequadas.
- A análise do espaço pode considerar as discrepâncias entre o tamanho dos dentes e o comprimento da arcada e as relações interdentárias.

7. Preferências do paciente e julgamento clínico:

- Os conhecimentos clínicos dos ortodontistas e as preferências dos pacientes desempenham um papel crucial no processo de decisão. A IA deve ter em conta as recomendações dos ortodontistas com base no seu julgamento clínico.

8. Metas e objectivos do tratamento:

- Os ortodontistas devem comunicar claramente as metas e os objectivos do tratamento. O planeamento do tratamento orientado para a IA alinha-se com estes objectivos para determinar se a extração é necessária para alcançar os resultados desejados.

A IA na ortodontia ajuda os ortodontistas a tomar decisões baseadas em provas relativamente às exigências de extração. Combina dados específicos do paciente, modelação preditiva e conhecimentos clínicos para recomendar estratégias de extração que optimizem os resultados do tratamento, tendo em conta as preferências do paciente e considerações éticas. Em última análise, a decisão sobre qual o dente a extrair deve ser tomada em colaboração entre o sistema de IA e o ortodontista, tendo em conta as nuances do caso específico.

Previsão do tamanho dos maxilares e dos dentes com IA em ortodontia para diagnóstico e planeamento do tratamento

A previsão do tamanho dos maxilares e dos dentes com IA em ortodontia para diagnóstico e planeamento do tratamento é uma aplicação valiosa que ajuda a obter tratamentos ortodônticos precisos e personalizados. Eis como a IA pode contribuir para a previsão do tamanho dos maxilares e dos dentes:

Recolha e integração de dados:

Os sistemas de IA recolhem uma variedade de dados específicos do paciente, incluindo registos dentários, imagens de diagnóstico (por exemplo, radiografias, exames CBCT), historial médico e objectivos de tratamento. Estes dados são essenciais para prever com exatidão os tamanhos dos maxilares e dos dentes.

Análise de imagens: Os algoritmos de IA analisam imagens de diagnóstico para avaliar o tamanho e a forma dos maxilares e dos dentes. Por exemplo:

- Análise cefalométrica: A IA pode efetuar análises cefalométricas para medir e avaliar as relações craniofaciais, incluindo o tamanho e a posição dos maxilares.
- Medições de dentes: A IA pode medir as dimensões de cada dente, considerando factores como a largura, a altura e a angulação.

Previsão de crescimento:

Os modelos de IA podem prever o crescimento dos maxilares em pacientes em crescimento, ajudando os ortodontistas a planear intervenções que orientem o desenvolvimento dos maxilares para o tamanho e a posição desejados.

Análise da discrepância entre o tamanho do dente e o comprimento da arcada:

AI analisa a relação entre o tamanho dos dentes e o comprimento disponível da arcada para identificar potenciais problemas de apinhamento ou espaçamento. Esta análise ajuda a determinar se são necessárias extracções ou se é possível ganhar espaço através de outros meios.

Planeamento de cirurgia ortognática:

Nos casos que requerem cirurgia ortognática, a IA pode ajudar a planear os movimentos precisos dos maxilares para obter o tamanho e o alinhamento desejados.

Modelação Preditiva:

A IA utiliza a modelação preditiva para estimar o tamanho e a posição esperados dos maxilares e dos dentes após o tratamento. Esta informação orienta os ortodontistas na seleção da abordagem de tratamento mais adequada.

Personalização:

A IA adapta as suas previsões às caraterísticas únicas de cada paciente, tendo em conta factores como a idade, o sexo e a etnia, que podem influenciar o tamanho do maxilar e dos dentes.

Otimização do plano de tratamento:

Os ortodontistas utilizam previsões geradas por IA para otimizar os planos de tratamento, garantindo que o resultado final se alinha com os tamanhos desejados dos maxilares e dos dentes.

Visualizações:

As visualizações baseadas em IA ajudam os ortodontistas e os pacientes a compreender melhor as alterações previstas no tamanho dos maxilares e dos dentes, melhorando a comunicação e a tomada de decisões partilhadas.

Feedback em tempo real:

Durante o processo de tratamento, a IA pode fornecer feedback em tempo real sobre o progresso das alterações do maxilar e do tamanho dos dentes, permitindo aos ortodontistas efetuar ajustes atempados, se necessário.

Aprendizagem e melhoria contínuas:

Os modelos de IA aprendem continuamente com os novos dados dos doentes e os resultados dos tratamentos, aperfeiçoando as suas capacidades de previsão ao longo do tempo para obter previsões de tamanho mais exactas.

Considerações éticas:

Os sistemas de IA dão prioridade a considerações éticas, incluindo a privacidade dos doentes e o consentimento informado, garantindo que os dados dos doentes são tratados de forma confidencial e respeitando a autonomia.

A previsão do tamanho dos maxilares e dos dentes com IA em ortodontia contribui para um planeamento mais preciso do tratamento, melhores resultados do tratamento e maior satisfação do paciente. Ao tirar partido dos dados específicos dos pacientes e da modelação preditiva, a IA ajuda os ortodontistas a obterem os tamanhos ideais dos maxilares e dos dentes como parte dos seus planos de tratamento ortodôntico abrangentes.

Prognóstico e resultados do tratamento por IA em ortodontia

A IA na ortodontia tem o potencial de fornecer informações valiosas sobre o prognóstico e os resultados do tratamento, melhorando a precisão e a eficácia dos cuidados ortodônticos. Eis como a IA pode contribuir para a avaliação do prognóstico e dos resultados do tratamento:

Integração e análise de dados:

Os sistemas de IA integram os dados do doente, incluindo imagens de diagnóstico, registos dentários e planos de tratamento, para criar um perfil abrangente do doente. Os algoritmos de IA analisam estes dados para avaliar vários factores relevantes para o prognóstico e os resultados do tratamento.

Avaliação do prognóstico:

A IA pode prever a progressão provável dos problemas ortodônticos com base em dados específicos do paciente e nos resultados históricos do tratamento. Isto ajuda os ortodontistas a definir expectativas realistas para os pacientes e a planear os tratamentos em conformidade.

Previsão do resultado do tratamento:

A IA gera modelos preditivos que estimam os resultados previstos do tratamento, incluindo o alinhamento dos dentes, as relações oclusais e a estética facial. Estas previsões orientam os ortodontistas na seleção das abordagens de tratamento mais adequadas.

Avaliação dos riscos:

Os modelos orientados por IA avaliam os potenciais riscos associados aos tratamentos ortodônticos, tais como complicações ou resultados insuficientes. Os ortodontistas podem utilizar estas avaliações de risco para mitigar proactivamente os problemas e otimizar as estratégias de tratamento.

Otimização do plano de tratamento:

Os ortodontistas podem utilizar as previsões geradas pela IA para otimizar os planos de tratamento, garantindo que as abordagens escolhidas se alinham com os objectivos do tratamento e têm a maior probabilidade de sucesso.

Monitorização contínua:

A IA pode fornecer monitorização em tempo real ou periódica do progresso do tratamento, oferecendo feedback sobre a realização das etapas do tratamento e orientando os ajustes quando necessário.

Colaboração interdisciplinar:

A IA facilita a colaboração entre os diferentes especialistas dentários envolvidos nos cuidados do paciente. A partilha de planos de tratamento, actualizações de progresso e recomendações entre profissionais ajuda a garantir uma abordagem coordenada ao tratamento.

Educação e comunicação dos doentes:

As visualizações e os materiais didácticos baseados em IA ajudam os doentes a compreender os resultados e os progressos esperados do tratamento. Uma comunicação melhorada promove um maior envolvimento dos doentes e a partilha de decisões.

Considerações éticas:

Os sistemas de IA dão prioridade a considerações éticas, incluindo a privacidade dos doentes e o consentimento informado, para garantir que os dados dos doentes são tratados com confidencialidade e respeito pela autonomia.

Aprendizagem e melhoria contínuas:

Os modelos de IA aprendem continuamente com os novos dados dos doentes e os resultados dos tratamentos, aperfeiçoando a sua precisão de previsão e as recomendações de tratamento ao longo do tempo.

Integração de competências clínicas:

A experiência clínica e o discernimento dos ortodontistas desempenham um papel crucial na interpretação das previsões geradas pela IA e na tomada de decisões de tratamento informadas. A IA serve como uma ferramenta valiosa para melhorar, e não para substituir, a prática clínica.

A IA na ortodontia para avaliação do prognóstico e dos resultados do tratamento permite que os ortodontistas prestem cuidados mais personalizados e baseados em provas. Ao tirar partido dos dados específicos dos pacientes e da modelação preditiva, a IA ajuda os ortodontistas a obter melhores resultados de tratamento, a reduzir as complicações e a melhorar a satisfação dos pacientes.

REFERÊNCIAS

1. Redelmeier DA, Shafir E. Medical decision making in situations that offer multiple alternatives. JAMA 1995;273:302-5.

2. Nilsson NJ. Artificial Intelligence: Uma Nova Síntese. São Francisco: Morgan Kaufmann; 1998. p. 493.

3. Liu X, Sun B, Zhang Z, Wang Y, Tang H, Zhu T. A marcha pode revelar a qualidade do sono com modelos de aprendizagem automática. PLoS One 2019;14:e0223012.

4. Hung M, Voss MW, Rosales MN, Li W, Su W, Xu J, et al. Aplicação da aprendizagem automática para a previsão de diagnóstico de cáries radiculares. Gerodontologia 2019;36:395-404.

5. Casalegno F, Newton T, Daher R, Abdelaziz M, Lodi-Rizzini A, Schurmann F, et al. Deteção de cáries com transiluminação por infravermelhos próximos utilizando aprendizagem profunda. J Dent Res 2019;98:1227-33.

6. Poderá a Inteligência Artificial transformar os cuidados de saúde? Morgan Stanley. Disponível em: https://www.morganstanley.com/ideas/ medtech-artificial-intelligence. [Último acesso em 27 de setembro de 2019].

7. Goertzel B, Pennachin C. Artificial General Intelligence. Berlim, Heidelberg: Springer-Verlag Berlin Heidelberg; 2007.

8. Michael W, Haugeland J. "Artificial Intelligence: De Very Idea". Technology and Culture. 1987; 28(4): 905-22. www.jstor. org/stable/3105179.

9. Rumelhart DE, Hinton GE, Williams RJ. Learning representations by back propagating errors. Nature 1986;323:533-6.

10. Harris EF, Smith RJ. Oclusão e tamanho do arco nas famílias. Uma análise de componentes principais. Angle Orthod 1982;52:135-43.

11. Cho A. Google reivindica o marco da computação quântica. Science 2019;365:1364.

12. Tolman A, Jerrold L, Alarbi M. Carcinoma de células escamosas da gengiva anexa. Am J Orthod Dentofacial Orthop 2007;132:378-81.

13. Tanimoto Y, Miyawaki S, Imai M, Takeda R, Takano-Yamamoto T. Tratamento ortodôntico de um paciente com um segundo pré-molar superior impactado e queratocisto odontogénico no seio maxilar. Angle Orthod 2005;75:1077-83.

14. Hyomoto M, Kawakami M, Inoue M, Kirita T. Condições clínicas para a erupção de caninos superiores e pré-molares inferiores associados a quistos dentígeros. Am J Orthod Dentofacial Orthop 2003;124:515-20.

15. Kang BC, Yoon SJ, Lee JS, Al-Rawi W, Palomo JM. De uso de tomografia computadorizada de feixe cônico para a avaliação de patologia, anomalias de desenvolvimento e lesões traumáticas relevantes para a ortodontia. Semin Orthod 2011;17:20-33.

16. Elhaddaoui R, Bahije L, Chbicheb S, Zaoui F. Irradiação cérvico-facial e tratamento ortodôntico. Int Orthod 2015;13:139-48.

17. Hirschfeld J, Reichardt E, Sharma P, Hilber A, Meyer-Marcotty P, Stellzig-Eisenhauer A, et al. Interesse no alinhamento dentário ortodôntico em pacientes adultos afectados por periodontite: Um estudo piloto transversal baseado em questionário. J Periodontol 2019;90:957-65.

18. Siecola GS, Capelozza L Filho, Lorenzoni DC, Janson G, Henriques JFC. Análise facial subjetiva e sua correlação com as relações dentárias. Dental Press J Orthod 2017;22:87-94.

19. Brunsvold M. Migração dentária patológica. J Periodontol 2005;76:859-66.

20. Suphatheerawatr T, Chamnannidiadha N. Perceção estética do contorno do perfil facial em pacientes com diferentes perfis faciais. J World Fed Orthod 2019;8:112- 7.

21. Jeelani W, Fida M, Shaikh A. Exposição do incisivo maxilar em repouso: Análise dos componentes subjacentes. Dental Press J Orthod 2018;23:48-55.

22. Sriphadungporn C, Chamnannidiadha N. Perceção da estética do sorriso por leigos de diferentes idades. Prog Orthod 2017;18:8.

23. Choi JW, Lee JY, Oh TS, Kwon SM, Yang SJ, Koh KS. Análise dos tecidos moles frontais utilizando uma câmara tridimensional após cirurgia ortognática rotacional de duas mandíbulas em pacientes com classe III esquelética. J Craniomaxillofac Surg 2014;42:220-6.

24. Moshiri S, Araujo EA, McCray JF, Diesen G, Kim KB. Avaliação cefalométrica do tratamento de mordida aberta anterior sem extração em adultos com invisalign. Dent Press J Orthod 2017;22:30-8.

25. Faber J. Inovação centrada no paciente para melhores cuidados. J World Fed Orthod 2015;4:107.

26. Mishima H, Suzuki H, Doi M, Miyazaki M, Watanabe S, Matsumoto T, et al. Avaliação do Face2Gene utilizando imagens faciais de pacientes com síndromes dismórficas congénitas recrutados no Japão. J Hum Genet 2019;64:789-94.

27. Gurovich Y, Hanani Y, Bar O, Nadav G, Fleischer N, Gelbman D, et al. Identificando fenótipos faciais de doenças genéticas usando aprendizado profundo. Nat Med 2019;25:60-4.

28. Jung SK, Kim TW. Nova abordagem para o diagnóstico de extracções com aprendizagem de máquina de rede neural. Am J Orthod Dentofacial Orthop 2016;149:127-33.

29. Ribera NT, de Dumast P, Yatabe M, Ruellas A, Ioshida M, Paniagua B, et al. Analisador da variação da forma: Um classificador para a articulação temporomandibular danificada pela osteoartrite. Proc SPIE Int Soc Opt Eng 2019;10950:1095021.

30. Proffit,W.R.&Fields,H.W.ContemporaryOrthodontics3rdedn.(Mosby,2000).

31. Chaconas, S. J. & Bartroff, J. D. Previsão das alterações faciais normais dos tecidos moles. Angle Orthod. 45, 12-25. (1975).

32. Drobocky,O.B.&Smith,R.J.Changesinfacialprofileduringorthodontictreatme ntwit hextractionoffourfirstpremolars.Am.J. Orthod. Dentofacial. Orthop. 95, 220-230. (1989)

33. Diels, R. M., Kalra, V., DeLoach, N. Jr., Powers, M. & Nelson, S. S. Alterações no perfil dos tecidos moles de afro-americanos após tratamento de extração. Angle Orthod. 65, 285-292. (1995).

34. Yogosawa,F.Predictingsofttissueprofilechangesconcurrentwithorthodontictre atme nt.AngleOrthod.60,199-206. (1990).

35. Tan, T. J. Mudanças de perfil após a correção ortodôntica da protrusão bimaxilar com um aparelho edgewise pré-ajustado. Int. J. Adult Orthodon. Orthognath. Surg. 11, 239-251 (1996).

36. Saelens, N. A. & De Smit, A. A. Therapeutic changes in extraction versus nonextraction orthodontic treatment. Eur. J. Orthod. 20, 225-236. (1998).

37. Ismail, S. F., Moss, J. P. & Hennessy, R. Avaliação tridimensional dos efeitos do tratamento ortodôntico de extração e sem extração na face. Am. J. Orthod. Dentofac. Orthop. 121, 244-256. (2002).

38. Basciftci,F.A.,Uysal,T.,Buyukerkmen,A.&Demir,A.Theinfluenceofextractio ntrea tmentonHoldawaysoft-tissue measurements. Angle Orthod. 74, 167-173. (2004).

39. Erdinc, A. E., Nanda, R. S. & Dandajena, T. C. Alterações no perfil de pacientes tratados com e sem extracções de pré-molares. Am. J. Orthod. Dentofac. Orthop. 132, 324-331 (2007).

40. Konstiantos,K.A.,O'Reilly,M.T.&Close,J.ThevalidityofthepredictionofSoftTi ssu eprofilechangesafterLeFortlosteotomy using the dentofacial planner (computer software). Am. J. Orthod. Dentofac. Orthop. 105, 241-249. (1994).

41. Aubreville M, Knipfer C, Oetter N, et al. Classificação automática de tecido canceroso em imagens de endomicroscopia a laser da cavidade oral utilizando aprendizagem profunda. Sci Rep 2017;7:11979.

42. Imangaliyev S, van der Veen MH, Volgenant CMC, Keijser BJF, Crielaard W, Levin E. Aprendizagem profunda para classificação de imagens de placa dentária. Springer, 2016:407e10.

43. Nin o-Sandoval TC, Guevara Pe rez SV, Gonza lez FA, Jaque RA, Infante-Contreras C. Utilização de técnicas de aprendizagem automática para prever a morfologia mandibular nas classes esqueléticas I, II e III. Forensic Sci Int 2017;281:187.e1e7.

44. Zhang W, Li J, Li Z, et al. Previsão do inchaço facial pós-operatório após a extração de terceiros molares inferiores impactados usando a avaliação de redes neurais artificiais. Sci Rep 2018;8:12281.

45. Lee JS, Adhikari S, Liu L, Jeong HG, Kim H, Yoon SJ. Deteção de osteoporose em radiografias panorâmicas usando um sistema de diagnóstico assistido por computador baseado em rede neural con- volucional profunda: um estudo preliminar. Dentomaxillofacial Radiol 2019; 48:20170344.

46. Lee JH, Kim DH, Jeong SN, Choi SH. Diagnóstico e previsão de dentes periodontalmente comprometidos usando um algoritmo de rede neural convolucional baseado em aprendizado profundo. J Periodontal Implant Sci 2018;48:114e23.

47. Thanathornwong B. Sistema de apoio à decisão baseado em Bayesian para avaliar as necessidades de tratamento ortodôntico. Healthc Inform Res 2018;24:22e8.

48. Zhang K, Wu J, Chen H, Lyu P. Um método eficaz de reconhecimento de dentes usando árvore de etiquetas com estrutura de rede em cascata. Comput Med Imag Graph 2018;68:61e70.

49. Lee JH, Kim DH, Jeong SN, Choi SH. Deteção e diagnóstico de cárie dentária usando um algoritmo de rede neural convolucional baseado em aprendizado profundo. J Dent 2018;77:106e11.

50. Yauney G, Rana A, Wong LC, Javia P, Muftu A, Shah P. Processo automatizado que incorpora a segmentação por aprendizagem automática e a correlação de doenças orais com a saúde sistémica. EMBC 2019:3387e93.

51. Ko 'k H, Acilar AM, I_zgi MS. Utilização e comparação de algoritmos de inteligência artificial para determinação do crescimento e desenvolvimento por estágios das vértebras cervicais em ortodontia. Prog Orthod 2019;20:41.

52. Park JH, Hwang HW, Moon JH, et al. Identificação automatizada de pontos de referência cefalométricos: parte 1-comparações entre os mais recentes métodos de aprendizagem profunda YOLOV3 e SSD. Angle Orthod 2019;89:903e9.

53. Choi HI, Jung SK, Baek SH, et al. Modelo inteligente artificial com aprendizagem de máquina de rede neural para o diagnóstico de cirurgia ortognática. J Craniofac Surg 2019;30:1986e9.

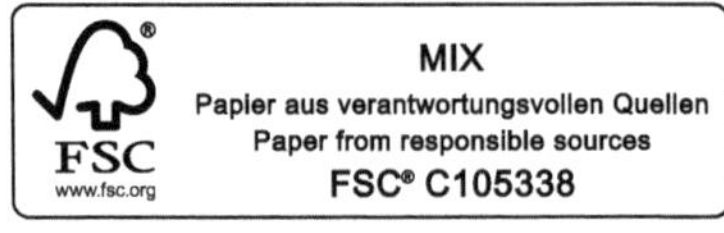

Printed by Books on Demand GmbH, Norderstedt / Germany